頻尿・尿もれ 自力でできるリセット法

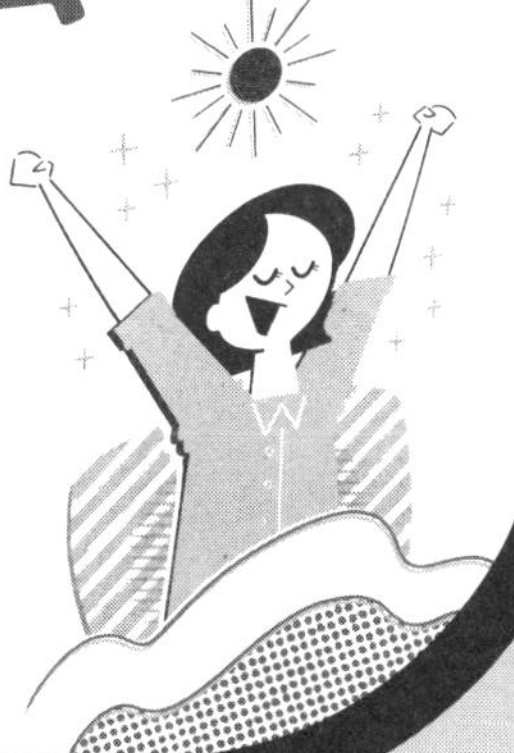

日本大学医学部泌尿器科学系泌尿器科学分野主任教授
髙橋 悟

「今日は、楽しみにしていた食事会」

トイレの近くの席だといいんだけど……

「バス旅行に一度参加してみたい」

何時間おきに**トイレ**休憩があるんだろう

「出かけるには、やっぱり車が楽」

道が混んでいて、**トイレ**に行きたくなるかも

「明日はお休みだから、ゆっくり寝よう」

でも、夜中に**トイレ**で目が覚めて、寝不足になるかも

「このズボン、買おうかな」

トイレの後にシミがつくかも。この色だと目立つかな

楽しみなことや、やってみたいことがあっても、
心の中で「トイレのこと」が気になってしまう——

この本は、いつも「トイレのこと」を考えてしまう、
そんなあなたに贈ります。

この本でご紹介するセルフケアをやっていくうちに、
「**トイレ中心の生活**」から、
「**あなた中心の生活**」に変わっていくでしょう。

これまでより、毎日が楽しくなるはずですよ。

おや、人気のバスツアーが開催されるようですよ。
間もなく出発で、皆さんニコニコしています。

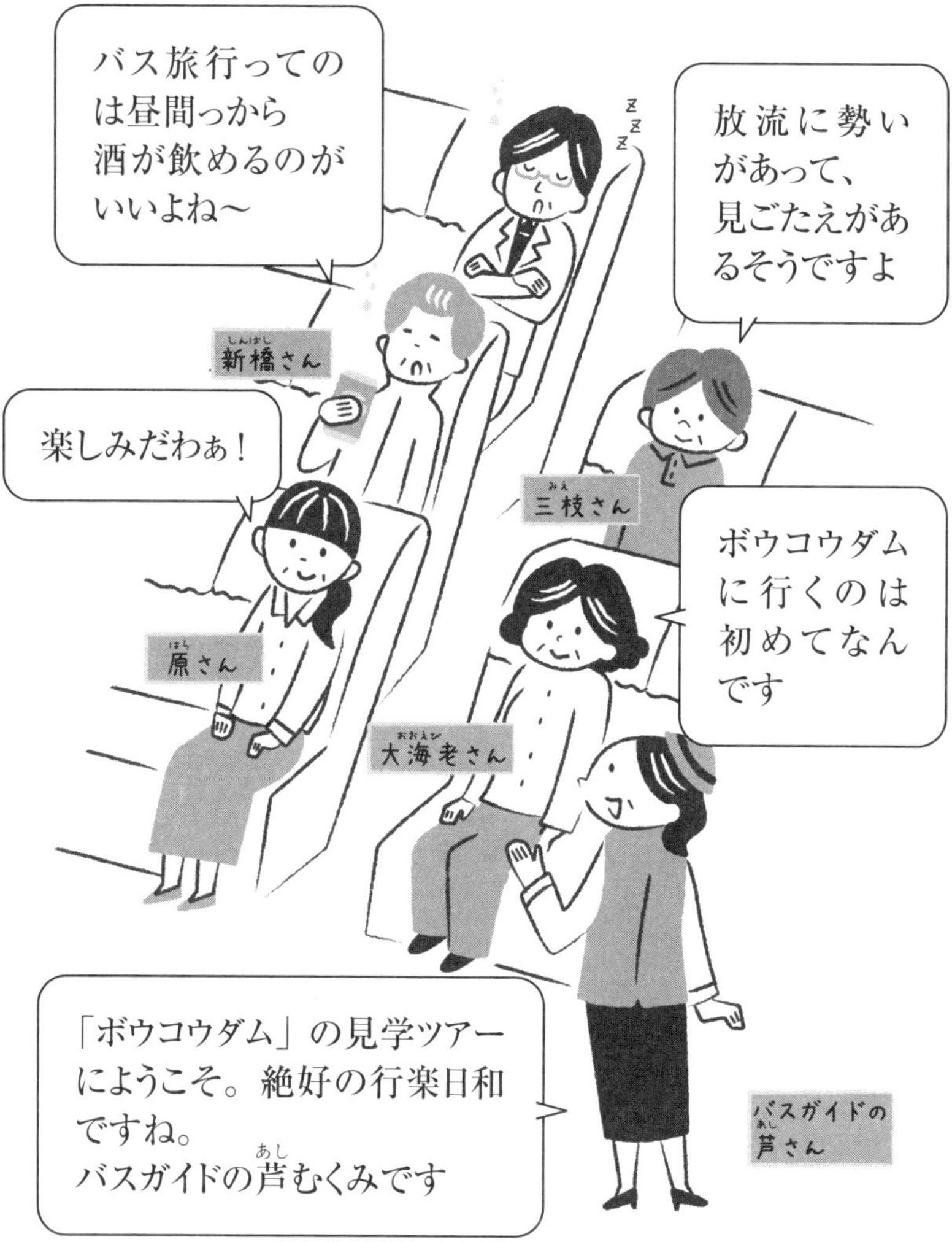
バス旅行ってのは昼間っから酒が飲めるのがいいよね～
放流に勢いがあって、見ごたえがあるそうですよ
新橋《しんばし》さん
楽しみだわぁ！
三枝《みえ》さん
ボウコウダムに行くのは初めてなんです
原《はら》さん
大海老《おおえび》さん
「ボウコウダム」の見学ツアーにようこそ。絶好の行楽日和ですね。
バスガイドの芦《あし》むくみです
バスガイドの芦《あし》さん

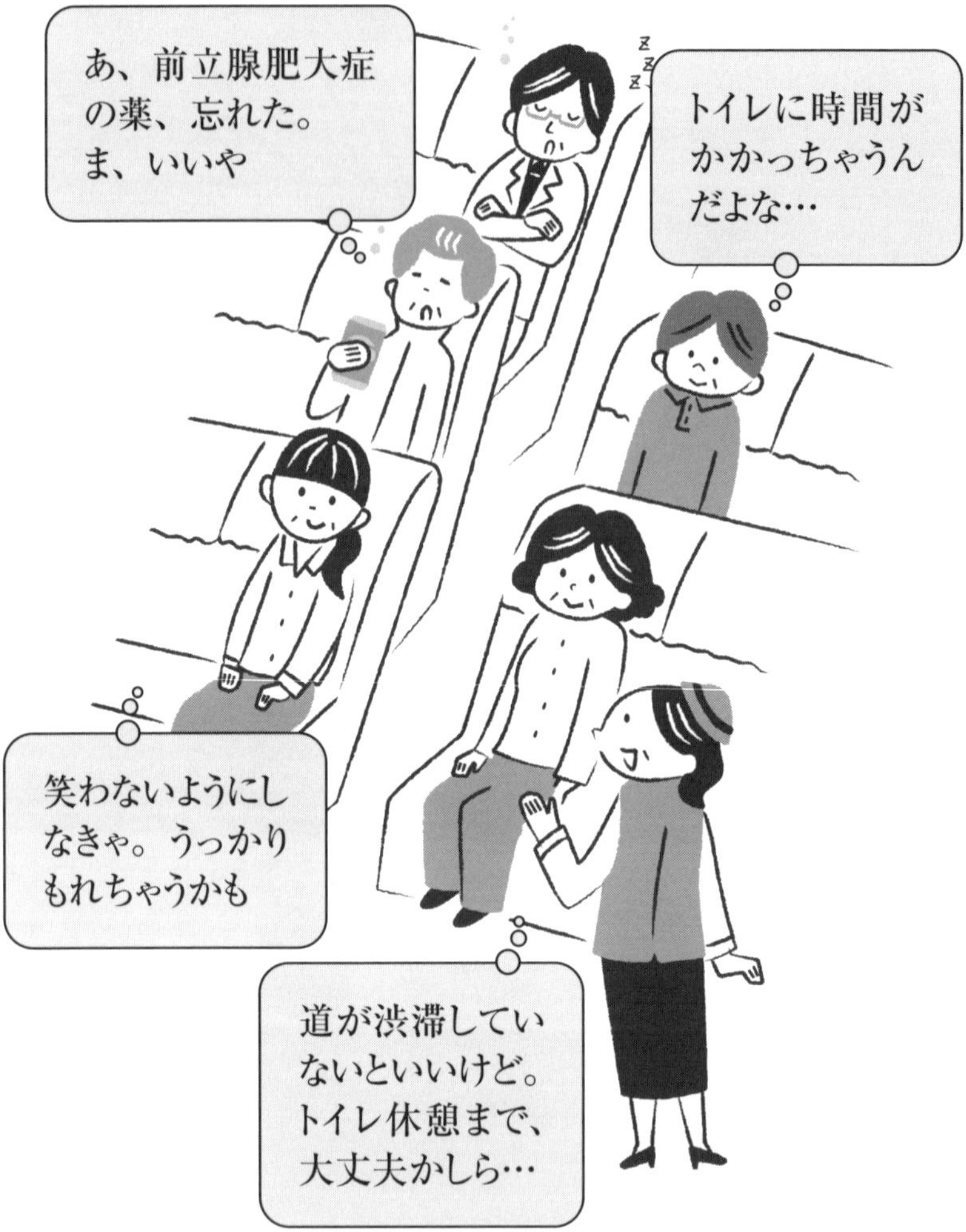
あ、前立腺肥大症の薬、忘れた。ま、いいや
トイレに時間がかかっちゃうんだよな…
笑わないようにしなきゃ。うっかりもれちゃうかも
道が渋滞していないといいけど。トイレ休憩まで、大丈夫かしら…

おやおや、バスの中の皆さんは、笑顔の下で気がかりなことがあるのですね。

どうやら皆さんは、〝尿のお悩み〟を抱えているようです。

実は、この人たちだけではありません。

20歳以上で77・9％
40歳以上では82・5％

こんなに多くの人が、なんらかの排尿トラブルを抱えているというデータがあります（「日本排尿機能学会2023年疫学調査」より）。

尿のお悩みを持っている日本人は、こんなにたくさんいるのです。

・**トイレが近い**
・**夜中に何度もトイレで目が覚める**
・**もれてしまう**
・**なかなか出ない**
・**出しても、出し切っていない感じがする**

尿のお悩みはいろいろですが、ほうっておいたらいけないのでしょうか？

はい、そうなのです。答えは、「ほうっておいてはいけない」です。

トイレが近かったり、少しもれてしまったりすることで、すぐに病院に行きましょう、ということにはなりません。

でも、あなたは、毎日どう感じていますか？

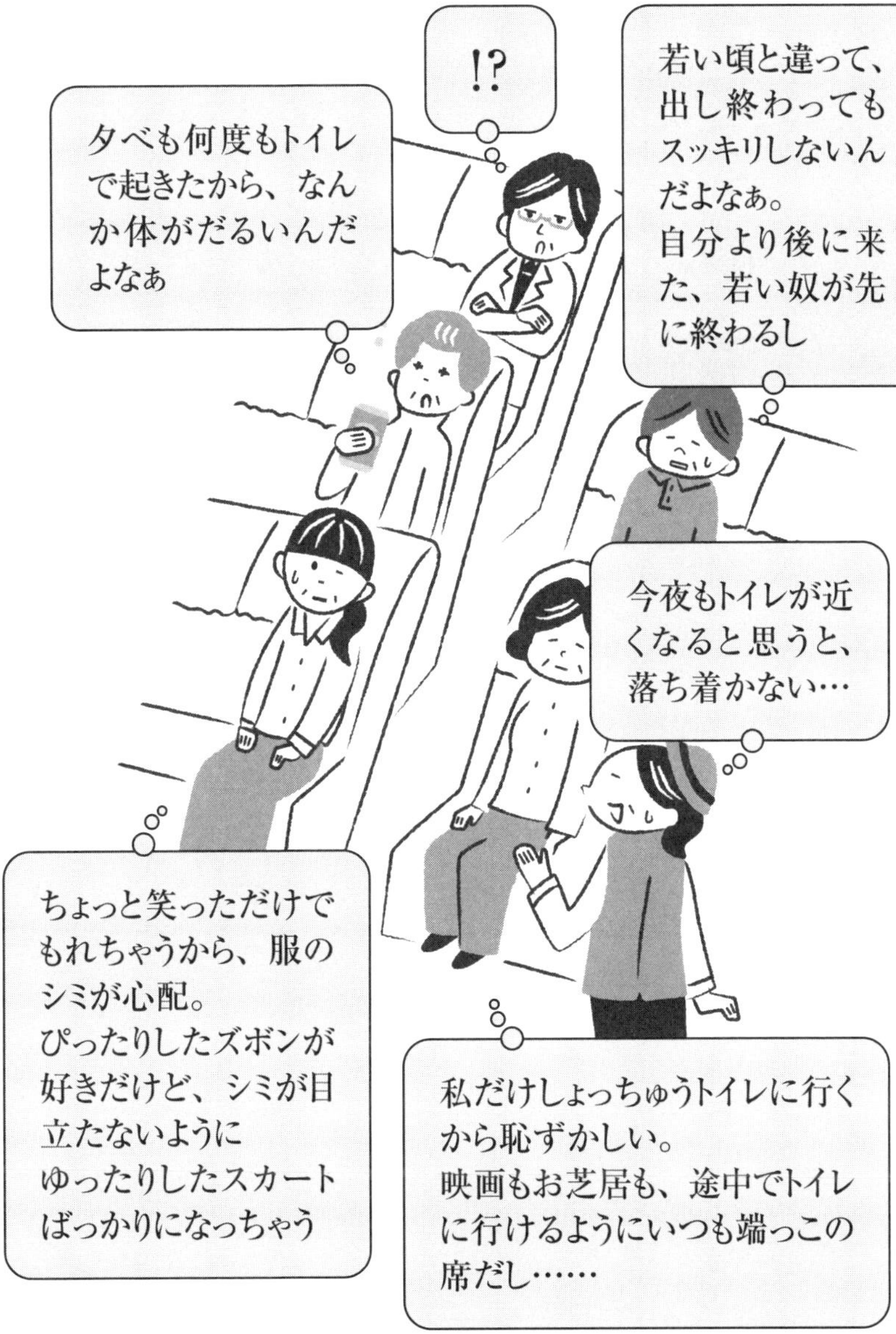
!?
夕べも何度もトイレで起きたから、なんか体がだるいんだよなぁ
若い頃と違って、出し終わってもスッキリしないんだよなぁ。自分より後に来た、若い奴が先に終わるし
今夜もトイレが近くなると思うと、落ち着かない…
ちょっと笑っただけでもれちゃうから、服のシミが心配。ぴったりしたズボンが好きだけど、シミが目立たないようにゆったりしたスカートばっかりになっちゃう
私だけしょっちゅうトイレに行くから恥ずかしい。映画もお芝居も、途中でトイレに行けるようにいつも端っこの席だし……

あたりまえの日常生活でも、非日常的なイベントでも、
尿の悩みがあると、いつもそれが気になってしまって、
やりたいことができなかったり、心から楽しめなくなったりしてしまいます。

だから、尿の悩みは、ほうっておいてはいけないのです。
それに、尿の悩みの多くはこれからご紹介するセルフケアで改善できます。
これまで、いろいろ試して、効果が感じられなかった人にもおすすめです。
一般的には、あまり言われていないけど、でも実は一番大事な

「セルフケアのたった1つのポイント」をしっかりと、
お伝えするつもりです。

尿の悩みがなくなれば、きっと人生が変わるはずですよ。

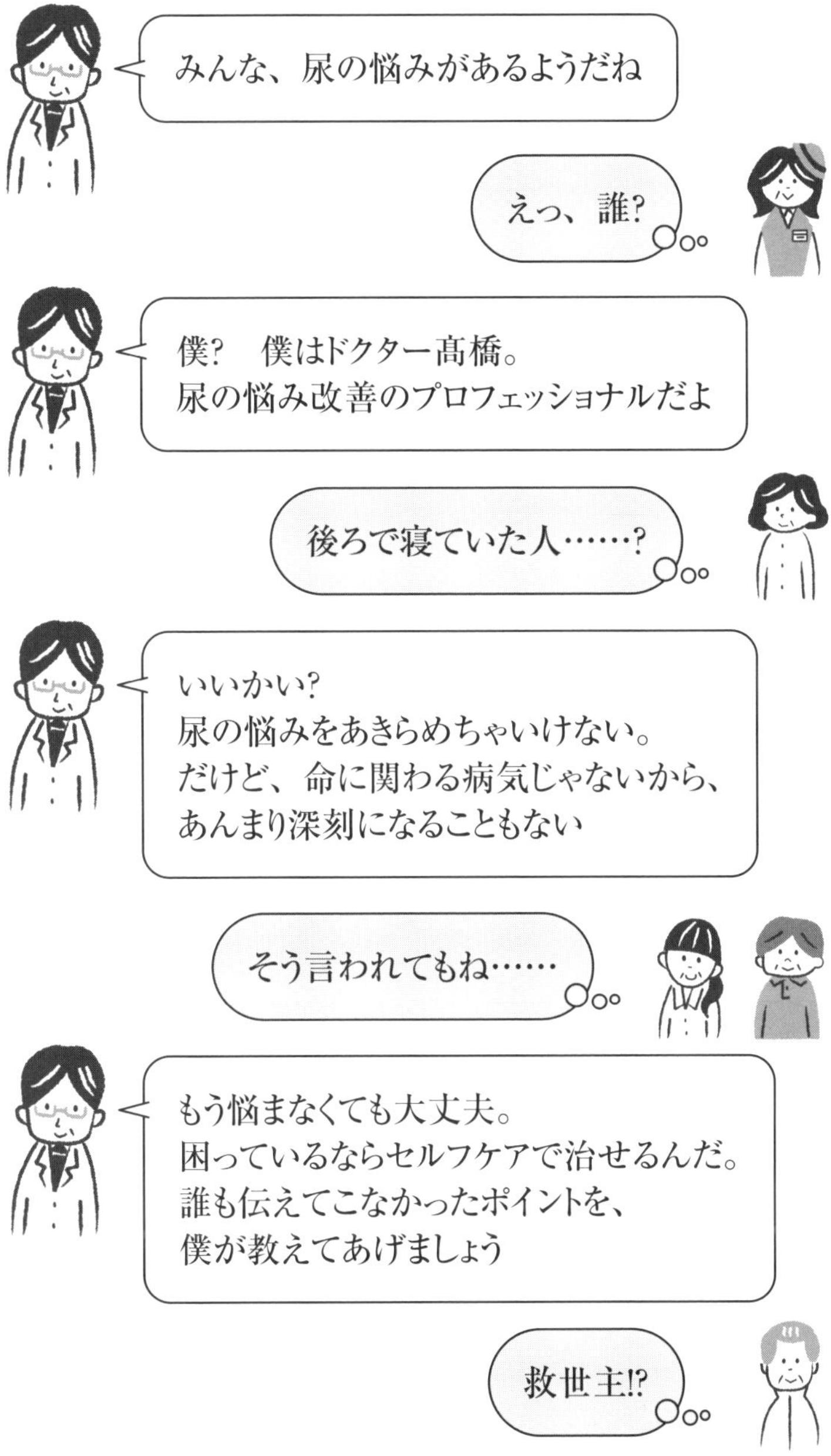
みんな、尿の悩みがあるようだね
えっ、誰?
僕?　僕はドクター髙橋。
尿の悩み改善のプロフェッショナルだよ
後ろで寝ていた人……?
いいかい?
尿の悩みをあきらめちゃいけない。
だけど、命に関わる病気じゃないから、
あんまり深刻になることもない
そう言われてもね……
もう悩まなくても大丈夫。
困っているならセルフケアで治せるんだ。
誰も伝えてこなかったポイントを、
僕が教えてあげましょう
救世主!?

これから出てくる話がよくわかるように「尿が出る仕組み」を少し、お話ししておきましょう。

尿を一時的にためておく場所が**「膀胱《ぼうこう》」**です。

今、あなたがこの本を読んでいる間にも、あなたの膀胱には「腎臓《じんぞう》」から「尿管《にょうかん》」を通って尿が少しずつたまりつつあります。

その尿が**「尿道《にょうどう》」**へ勝手に流れていかないように、膀胱の口を**「尿道括約筋《にょうどうかつやくきん》」**という筋肉がキュッと締めています。

いわば、膀胱はタンク、尿道はホース、尿道括約筋はホースを締めたり緩めたりする金具のようなものです。

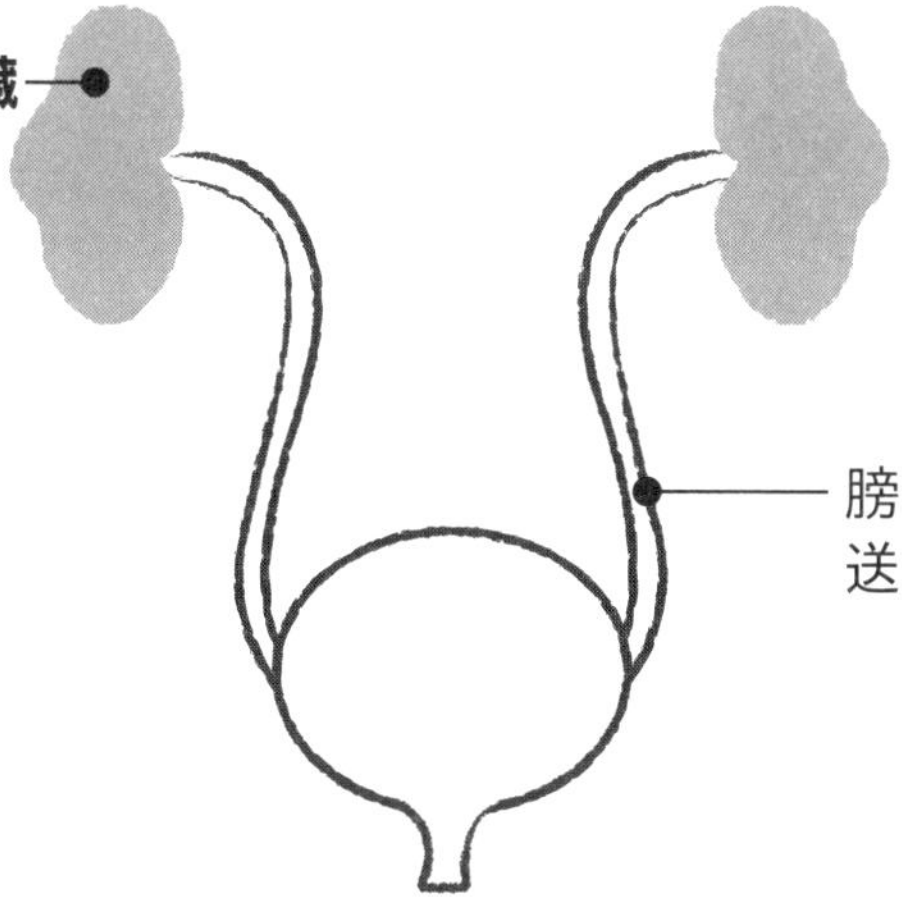
尿を作る**腎臓**
膀胱へ尿を
送る**尿管**

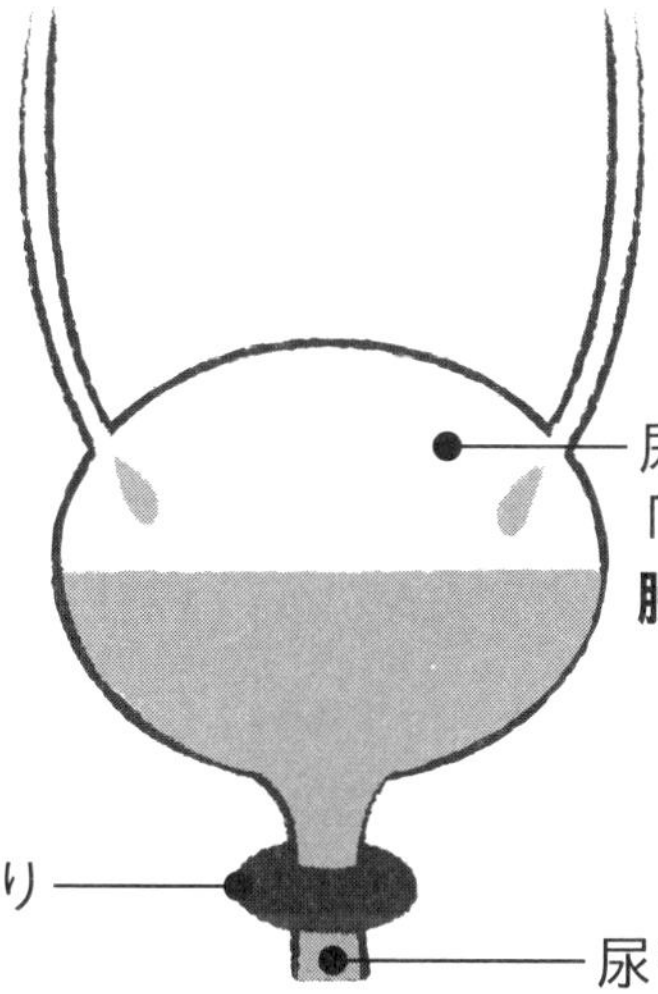
尿をためておく、
「タンク」のような
膀胱
尿道を締めたり
緩めたりする、
「金具」のような
尿道括約筋
尿を体の外に出す、
「ホース」のような
尿道

尿がたまれば、膀胱はしなやかに伸びてふくらみます。

尿が出ていくときには、尿道括約筋が緩み、膀胱はギューッと縮み、尿は尿道を通ります。

最大限にふくらんだときの膀胱はグレープフルーツぐらいの大きさになり、尿を出し切ったときには鶏の卵ほどの大きさになります。

膀胱と尿道括約筋、尿道は連動していて、尿の悩みのほとんどは、この連動に不具合が起きていることが原因です。

この連動を改善するのが、本書でご紹介するセルフケアです。

尿がたまっていくとき

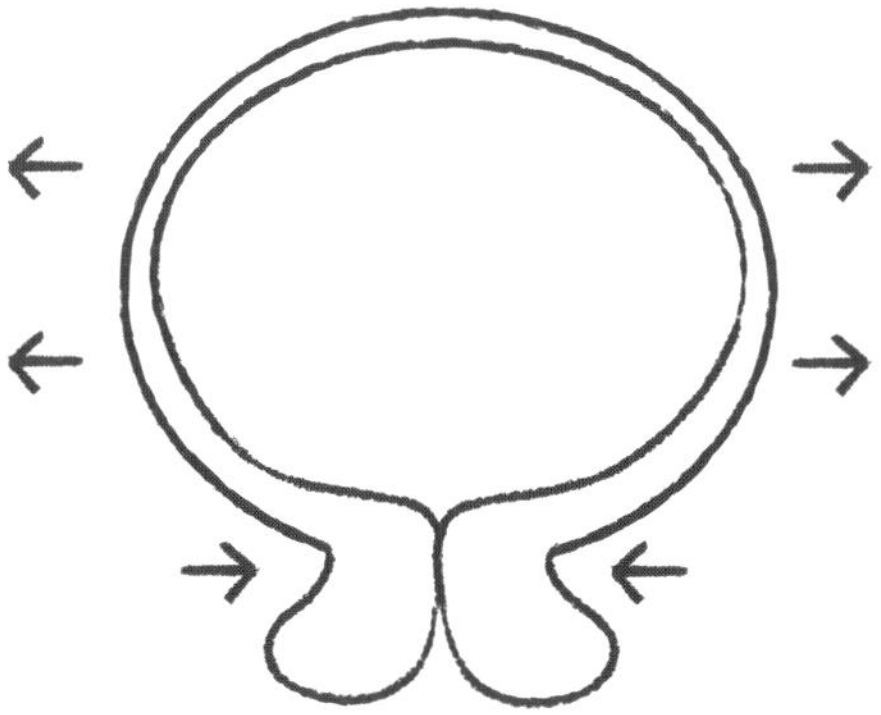

膀胱は緩んでふくらみ、尿道はキュッと締まっている

尿を出しているとき

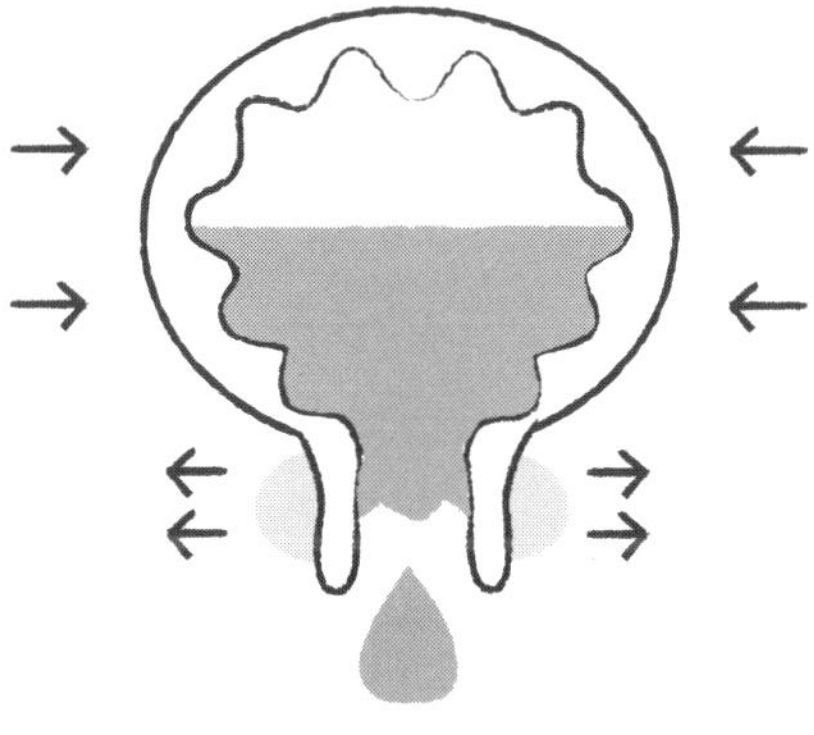

膀胱は縮んで小さくなり、尿道は緩んで拡がる

頻尿・尿もれ　自力でできるリセット法　目次

1章

人生が変わる！「尿トラブルの7割は自力で改善」

2章

回数こそ最大のポイント「自分でできるトレーニング」

3章

思わぬことが原因に！「生活習慣で尿トラブル回避」

4章

セルフケアが効くのには訳がある「さまざまな尿トラブルと原因」

5章

おまかせメニューはない！「病院に行くタイミング」

1章

人生が変わる！
「尿トラブルの7割は自力で改善」

窓側の席？ それとも通路側の席？

あなたは今、駅で新幹線のチケットを予約するところです。さて、窓側と通路側、どちらを選びますか？

友だちと映画を見に行くことになりました。話題になっているこの作品、3時間という大作です。毎回、映画館は満席だそうです。友だちは、なるべく真ん中の席に座って映画を満喫したいと言っています。

今、あなたの頭の中には、この3文字が浮かびませんでしたか？

「トイレ」

この本を手に取ってくださったあなたは、トイレの悩み、つまり尿の悩みがあるはずです。

ですから、新幹線に乗るならトイレに行きやすい通路側の席を選ぶでしょう。窓側の席で、車窓からの景色を眺めたいと思っていても——。

友だちと一緒に、映画館の真ん中の席で作品に浸りたいのはやまやまですが、やはり途中で外に出やすい端っこの席に座ったほうが安心でしょう。

尿の悩みがあると、外出してもまずトイレの場所を気にしなければなりません。トイレ休憩の回数を確認してから、バス旅行に参加するかどうかを決めなければなりません。誰かと一緒に行動していても、気もそぞろになりますよね。

そのうち、外出自体がおっくうになってしまうかもしれません。実際、そんな人がたくさんいるのです。

でも、**尿の悩みがなくなれば、このような「トイレ中心の生活」が変化**します。新幹線の窓側の席で、お茶を飲みながら富士山を眺められるでしょうし、満席の映画館でも、真ん中の席で映画を楽しめるはずです。

変わるのは、生活だけではありません。

尿の悩みは、外からは見えません。あなたが伝えない限り、周囲の人は知らないわけです。あなたが「知られたくない」と思っていれば、あなたの心は知らず知らずのうちに鎧《よろい》を着けているように硬くなっています。

尿トラブルのせいで、いつのまにか、ちょっと暗くなり、内向きになっていることが多いのです。思い当たることはありませんか？

逆に、もしも尿の悩みがなくなれば、周囲の人への隠し事が（少なくとも1つは）なくなり、気持ちがオープンになってきます。

ちなみに、ほとんどの場合、尿トラブルは突然現れるわけではありません（突然現れたのなら、なにか病気が潜んでいるのかもしれません。すぐに泌尿器科へ行ってください）。

少しずつ悪くなってきたために、いつのまにか生活の不便に慣れてしまったかもしれません。半ばあきらめているかもしれませんね。

でも、この本を通して、その不調とサヨナラできれば、以前と同じような快適な暮らしが戻ってくるはずです。

だいじょうぶ。ほとんどの尿の悩みは、自分で治せますよ。

この本でお伝えするのは、

これまであまり言われてこなかった、「セルフケアの本当のポイント」。

順を追って、お話ししていきましょう。

これくらい心配ない？「排尿チェック」

尿トラブルのセルフケアをご紹介する前に、トラブルがなぜ起こっているのか、簡単に仕組みも交えてお話ししましょう。今、あなたの体になにが起こっているのか知ってから対策をしたほうが、納得感も得られますし、続けてみようという気にもなりやすいものです。

尿の悩みがあっても、「考えすぎかな？」「この年になれば、みんな同じ？」「いや、自分だけかも……」などと思いあぐねているかもしれません。

では、そもそも「健全な排尿」「心配のない排尿」とは、どんなものだと思いますか？

まず、次の項目をチェックしてみてください。

□ **我慢しようと思えば我慢できる**

□トイレは1日に5～7回。夜は行かないか、1回だけ行く
□いきまなくても出る
□勢いがあって、途切れずに30秒以内に終わる
□残尿感はない
□1回にコップ1杯くらい（200㎖以上）の量が出る

いかがですか？

すべてに当てはまれば、あなたの尿に問題はありません。つまり、**当てはまらないところがあれば、ちょっとおかしいかも……**ということです。それでは、1つずつ詳しく見ていきましょう。

□我慢しようと思えば我慢できる

「全然我慢できない」「ほとんど我慢できない」のであれば、なにかの病気かもしれ

ません。

誤解しないでほしいのですが、**尿を「我慢する必要がある」のではなく、「我慢できる」ことがポイント**です。我慢のしすぎはよくありません。我慢をしすぎると膀胱がパンパンにふくらんで血流障害になり、たまった尿がちゃんと出なくなる恐れがあります。

□トイレは1日に5～7回。夜は行かないか、1回だけ行く

季節の影響や状況による差もありますが、平均的に昼間は5～7回、睡眠中は0～1回がトイレの平均回数です。これよりも多いと「頻尿」と呼ばれます。

逆に少ないのも問題があります。1日に2～3回しかトイレに行かないという人もいますが、少なすぎます。

□いきまなくても出る

便と違って、尿はいきまなくても出るのが普通です。ところが、尿が出にくくなる病気になると、いきまないと出なくなります。

尿を出すのにいきみすぎると、膀胱にたまった尿が尿管を通って、腎臓のほうに逆流してしまうこともあります。

□勢いがあって、途切れずに30秒以内に終わる

排尿時間の平均は、男女とも21秒前後です。短くて10秒足らず、長くても30秒くらいなら誤差の範囲です。いつも30秒より長くかかっている人は、膀胱に問題があるのかもしれません。

□残尿感はない

終わった後で、またすぐに「トイレに行きたい」と思ったり、「出し切った感じがしない」「後から少しもれてくる」ことがあったりすれば、どこかに問題があります。

□1回にコップ1杯くらい（200㎖以上）の量が出る

体の大きさによって膀胱の大きさも違い、ためられる尿の量も違います。また、水を大量に飲んだのに汗が全然出なければ尿は増えるし、暑くて汗が噴き出ているような状況なら尿は減ります。

それでも平均すると、1回の尿の量はコップに1杯程度（約200〜400㎖）です。これよりも多かったり少なかったりするのは、なにかしらの問題がある可能性があります（尿量を計る方法は186ページ）。

それはズバリ膀胱と尿道の〝老化現象〟

膀胱と尿道括約筋、尿道は連動していて、尿の悩みのほとんどは、この連動に不具合が起きているから、ということは14ページでお話ししました。

この不具合の主な原因はなにかといえば、〝老化現象〟です。

身もふたもない……と思われたかもしれませんが、この老化現象には、ちゃんと対策がありますので、ぜひこの先もご覧ください。

自分でコントロールできる尿道括約筋

たとえばなにかを食べたり飲んだりすることは、自分の意思でできます。口を開けて、あごを動かしてかんで、ごくんと飲み込みます。そのときに使われる筋肉は、あなたの意思で動く「随意筋《ずいいきん》」です。

ですが、ひとたび飲み込んでしまったら……、食道はふくらんだり縮んだりして食べ物を胃まで運びますが、そのときに使われる筋肉はあなたの意思で動かすことができません。そこで使われる筋肉は「不随意筋《ふずいいきん》」です。

私たちの体内では、随意筋と不随意筋が役割を分担しています。

膀胱や尿道など、「泌尿器」のなかでも同じです。泌尿器にはいくつもの臓器や、たくさんの筋肉（随意筋・不随意筋）があります。

尿道括約筋は自分でコントロールできる随意筋です。尿をしようと思ったら尿道括約筋を緩めて出せるし、「こんな場所でしたらまずい」と思えば引き締めて尿を我慢できるのです。

ところが年をとってくると、**尿道括約筋のコントロールが利きにくくなります。**それで、くしゃみをしただけでも尿がもれてしまうようになるわけです。尿道括約筋が衰えた男性は、射精をするときに我慢することも難しくなります。

膀胱は「排尿筋」という筋肉でできていますが、こちらの排尿筋は自分でコントロールできない不随意筋です。この排尿筋も、年をとると衰えていきます。

膀胱が過敏になって、尿が十分にたまっていなくても勝手に縮み始めてしまう「過《か》活動膀胱《かつどうぼうこう》」（詳しい説明は１６４ページにあります）では、尿道括約筋や骨盤底筋が衰えていると考えられます。

過活動膀胱だと、急にトイレに行きたくなって我慢できなくなったり、短い間隔でトイレに行きたくなったりします。

自分がコントロールできる随意筋も、コントロールできない不随意筋も、年とともに衰えるものです。ですが、がっかりしないでください。「老化現象ならしかたがない」と思ってはいけないのです。なぜなら、老化現象でも抗えるからです。筋肉は年をとっても鍛えられます。

脊柱管狭窄症《せきちゅうかんきょうさくしょう》が原因のことも

「脊柱管狭窄症」という病名を聞いたことがあるでしょうか。

脊柱管というのは背骨にあるトンネルのようなもので、その中を「神経（脊髄）」が通っています。脊柱管が狭くなって、その中の神経が圧迫されると、腰や足に痛みやしびれなどを感じます。特に高齢の女性に起こりがちな病気です。

実は、**脊柱管が狭くなると、泌尿器の近くにある神経にも影響があります。**脊柱管が狭くなったために泌尿器にある筋肉が使われなくなり、その筋力は弱くなります。弱くなる筋肉は、ほかでもない尿道括約筋です。さらに尿道括約筋だけでなく、後でご説明しますが、**骨盤底筋《こつばんていきん》**という筋肉も弱くなります。

脊柱管狭窄症は神経に関わってくるので、「トイレに行きたい」という尿意も感じづらくなっていきます。

ほうっておいて、よくなることはない

年をとると過活動膀胱になる人が多いとお話ししましたが、1000万人以上の日本人が過活動膀胱を抱えているとされます。

過活動膀胱とは

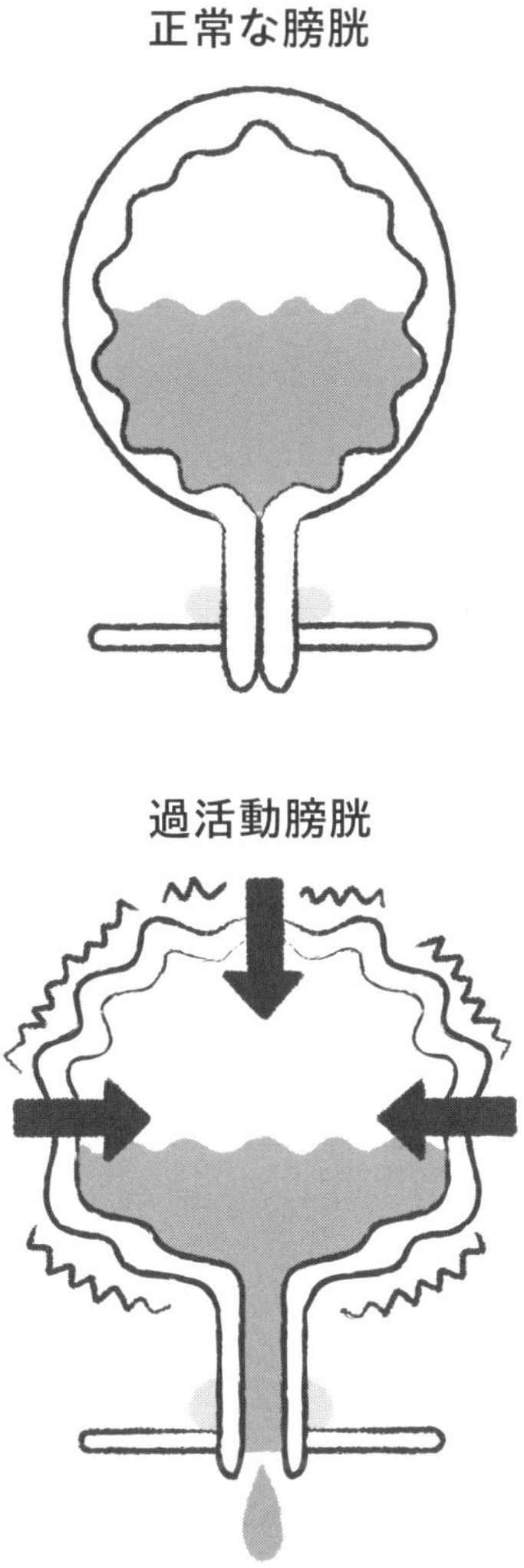

少しの尿で膀胱が過剰に収縮。尿意が突然起こる

過活動膀胱になると、

- **突然とてもトイレに行きたくなって、どうしても我慢できない**
- **頻繁にトイレに行く**
- **間に合わなくてもらしてしまう**

ということが起こります。

あなたにすでにそのような自覚症状があれば、きっと生活に不便を感じていることでしょう。頻繁にトイレに行くのが夜なら、寝不足で昼間に起きているのがつらいかもしれません。

そうはいっても、「どこかが痛んで立てない」「心臓がバクバクして呼吸が苦しい」などの事態に比べれば、緊急性は感じないかもしれません。

「気にしないようにしよう」という解決策もあり得るでしょう。けれども、

・家族にも話しにくい
・気持ちがどんどん内向きになっている
・生活に不便を感じている

もし、このようにお悩みでしたら、ぜひ治してほしいと思います。なぜなら加齢とともに少しずつ進んだ症状であれば、ほうっておいてよくなることはなく、逆に今後もますます進む可能性が高いからです。

また、5章で解説しますが、尿のトラブルが単なる老化現象ではない可能性もあります。

たとえば夜のトイレは、昼間眠くてつらくなるだけではありません。実は「睡眠障害」という深刻な病気が潜んでいる可能性もあります。

このように泌尿器のトラブルだと思っていたら、思いもよらない病気が原因のこともあるのです。尿の悩みをほうっておいて、いいことはありません。

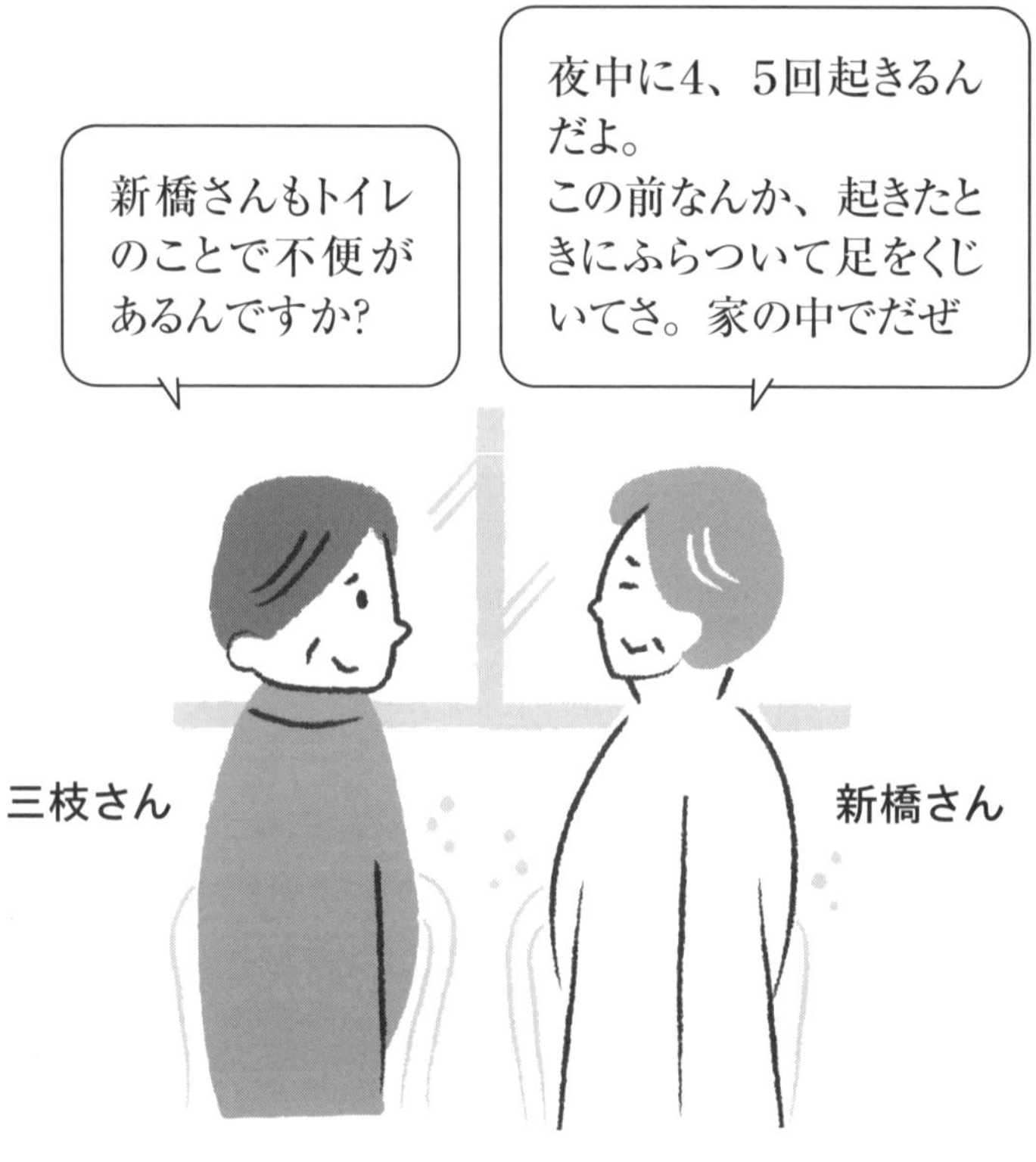
夜中に4、5回起きるんだよ。
この前なんか、起きたときにふらついて足をくじいてさ。家の中でだぜ
新橋さんもトイレのことで不便があるんですか?
三枝さん
新橋さん

女性はもれやすい、男性は出にくい

日本の病院には約40種類もの診療科がありますが、男性も女性も訪れる科としては、泌尿器科が「最も性差が出る」ところだと言っていいでしょう。それはなにより、泌尿器の仕組みが男女で大きく違うからです。

男性にあって女性にないもの、女性にあって男性にないもの

膀胱から尿の出口まで伸びている管が「尿道」です。尿道の直径は、男女とも1㎝以下で、その点は違いがありません。

ところが長さは、男性が約17～18㎝、女性が約3～4㎝と、まったく違うのです。

また、男性の尿道はS字カーブを描いていますが、女性の尿道は真っ直ぐです。

後で触れますが、女性のほうが男性よりも「もれやすい」傾向があります。それは

女性の尿道は出口までの距離が短くて、真っ直ぐだからです。

それだけではなく、男性の尿道は一部が**「前立腺」**に取り囲まれています。前立腺は男性の生殖機能に関わる臓器で、女性にはありません。

前立腺は年とともに大きくなるものです。大きくなった前立腺が尿道を周りから圧迫するので、男性には

- **残尿感がある**
- **尿に勢いがない**
- **いきまないと出ない**

という症状が出るのですが、女性にはそういう症状があまり出ません。

逆に女性には、男性にはない**「膣」**があります。そのために後で説明する**「骨盤臓器脱」**（138ページ）になることがあります。これは膣を通って、子宮などの臓器が下に落ちてくる病気です。

女性の泌尿器はこうなっている

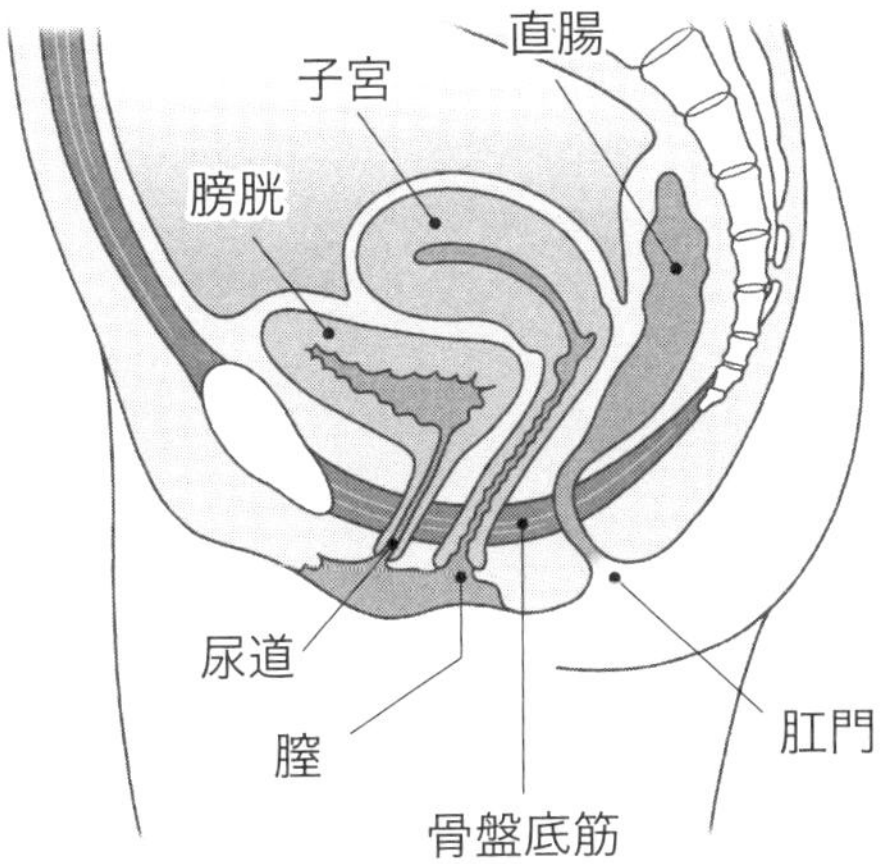

男性に比べて
尿道が短い

男性の泌尿器はこうなっている

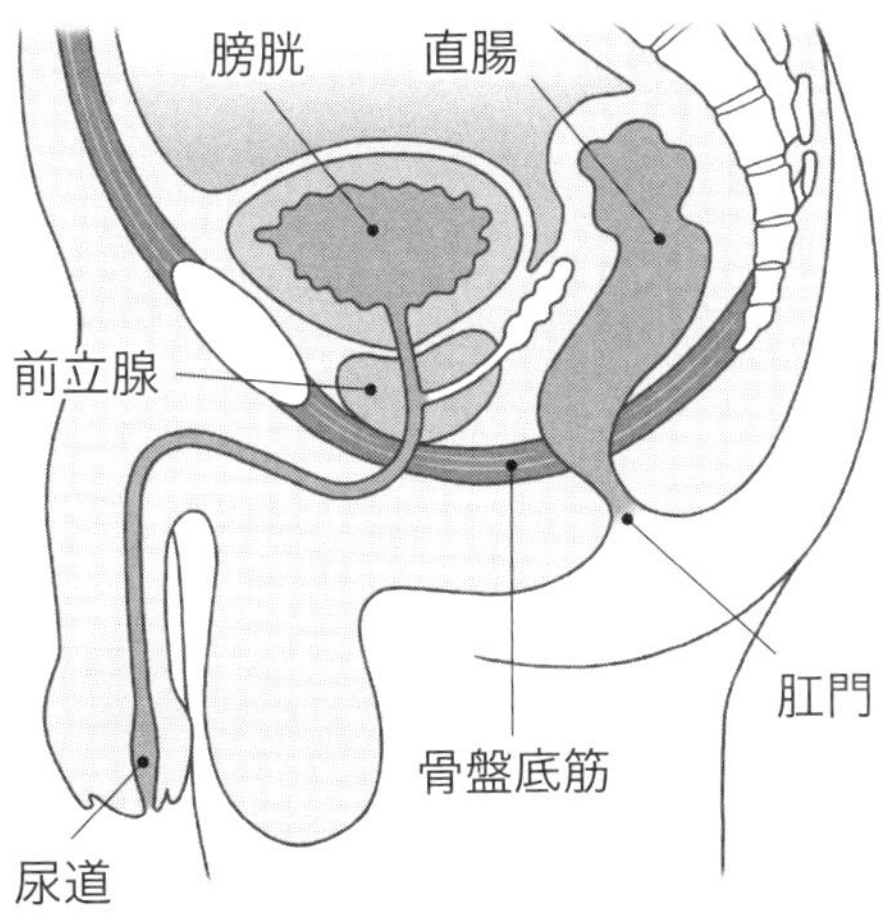

尿道が女性に比べて
長いだけではなく、
曲がっている

……「もれやすい」のが女性

女性に多く現れるのが、お腹に力が入ると尿がもれてしまう症状です。笑ったり咳をしたり、くしゃみをしたりするときに、その勢いで尿が少し出てしまうのです。男性でこのようにもれてしまう人は、あまりいません。

紙おむつなどを作っている大手のメーカーが20～60代の女性約4万人を対象に調べたところ、**どの世代でも「約6割の人が尿もれを経験している」**ことがわかりました。

特にお子さんを産んだ女性の半数は、30代で咳やくしゃみがきっかけの尿もれを経験しています。

出産した女性は「骨盤底筋」（134ページで詳しく説明します）という筋肉が緩んで、尿を我慢することが難しくなっているからです。出産経験がない、あっても帝王切開だった女性は、経腟分娩をした女性に比べると尿もれは少ないのです。

女性の尿もれの経験

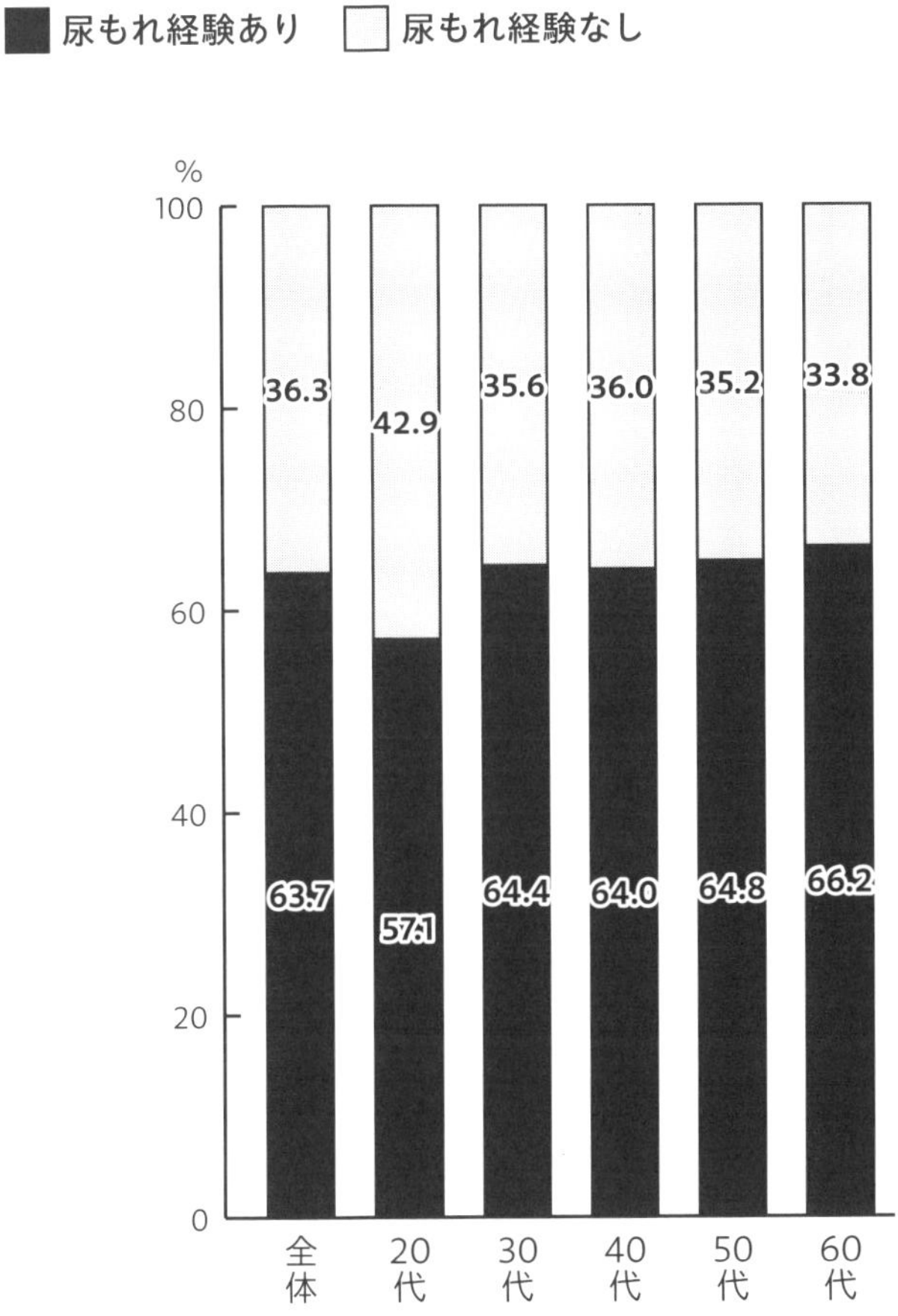

(2019年プロクター・アンド・ギャンブル・ジャパン合同会社調べを編集)

「出にくい」のが男性

男性の前立腺は年齢とともに大きくなって尿道を圧迫するので、だんだん尿が出にくくなります。まるでホースが細くなって、水が通りにくいような状態です。

「前立腺肥大症です」と診断されるまでになると、尿道は本当に狭くなっているので、尿を出し切ったつもりでも実際には膀胱に残っていることがあります。これが「残尿」です。

また、**年をとると膀胱が過敏になるせいで、尿が十分にたまっていなくても勝手に縮み始めるという現象が起こります。**膀胱がそうなってしまうと、〝ちょいもれ〟ということも起きます。

それだけではなく、尿を出し終わった後に、少しではありますがジワッと尿がもれ出ることもあります。この症状は、たいてい40代から現れます。
ズボンにシミをつけてしまった、という人もいるかもしれません。

女性はもれやすく男性は出にくい！

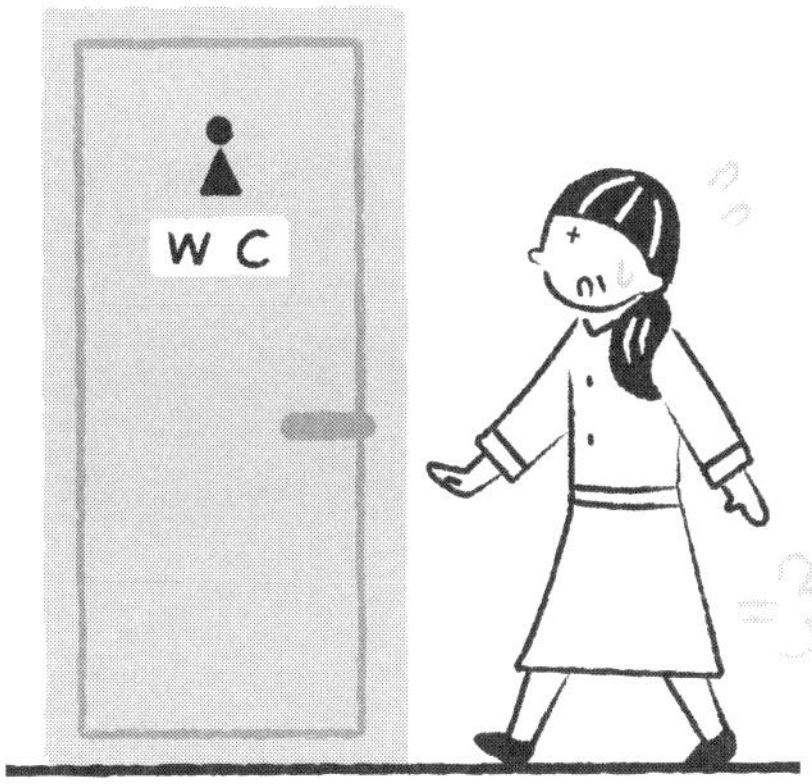

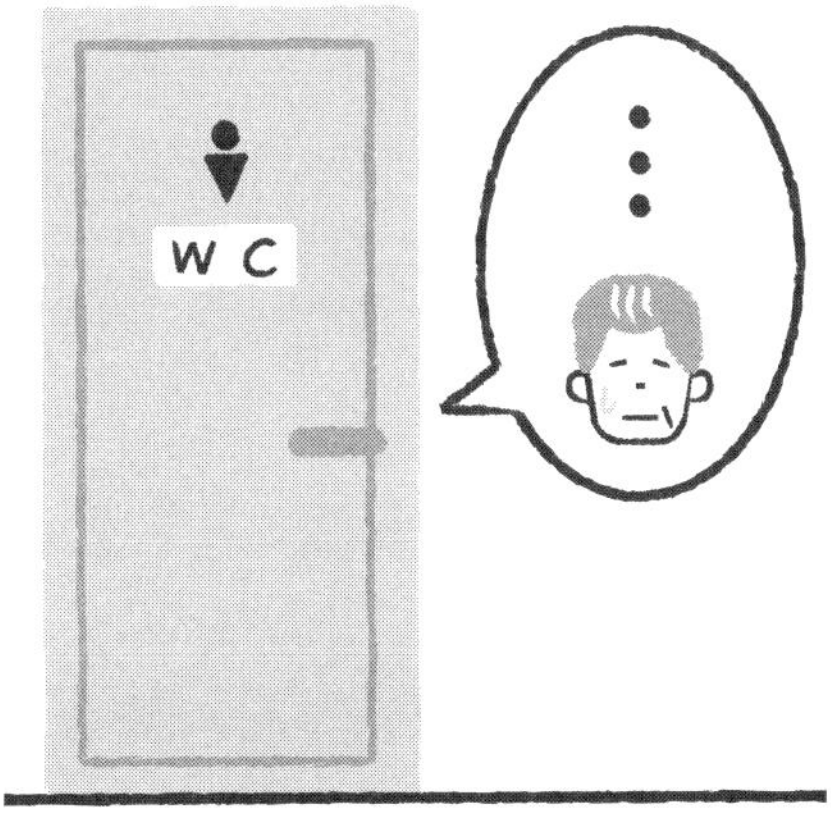

7割の人はセルフケアで治る

これまで、尿の悩みはセルフケアで治せるとお話ししてきましたが、どれくらいの人がそれを実感できると思いますか？

7割です。**7割はセルフケア、つまり自助努力で治ります。**

すごいと思いませんか？

その悩みが突然起こったのではなく、年とともに少しずつ大きくなったのであれば、それは膀胱と尿道の老化現象であって、それを食い止める方法がちゃんとあるのです。

けれど、そのことを知っている人は意外に少ないという現実があります。

知ってさえいれば、そして簡単なセルフケアのポイントさえ押さえれば、10人中7

人はお悩みから解放されるんです！

老眼、難聴、体力減退、シワ、髪の悩み……老化現象にはいろいろありますが、尿の問題に関してだけは、いとも簡単に時計の針を巻き戻せるのです。

頻繁にトイレに行く症状を**「頻尿」**といい、ふとしたはずみにもれてしまうのは**「尿もれ」**といいます。

頻尿と尿もれは別の症状ですが、密接な関わりがあります。なぜなら、どちらも**過活動膀胱が原因になっているから**です。原因が同じなのですから、対策もほぼ同じです。

もちろん、これ以外の尿トラブルも、セルフケアで対応できます。

……セルフケアは「トレーニング」と「生活習慣の改善」の二本立て

セルフケアは医師が「行動療法」と呼ぶ、れっきとした治療です。

セルフケアは大きく二本立てで、

①**トレーニング**
②**生活習慣の改善**
です。

①のトレーニングの要は、**「骨盤底筋トレーニング（骨盤底筋体操）」**です。

「え？　それならもう知っているし、やっても効果がなかった。効果がないからやめた」

もしかしたら、こう思った方もいるかもしれませんね。でも、これからお伝えするのは、これまであまり言われてこなかったけれど、実は一番大事なポイントです。

先に答えを教えてしまうと、それは、

「1日45回」

このトレーニングの本当の要は、やり方ではなく、1日に45回という、回数なのです。

1回は10秒です。それを1日45回、2～3か月続けます。

1回10秒を45回ということは、続けてやるなら7～8分。

1分間ずつ、というように時間を区切ってもかまいません。1分ずつなら、1日の間に7、8セットですね。

多いと思いますか？　少ないと思いますか？

うまく習慣化できれば、まるで息をするようにトレーニングが自然にできるようになります。歯磨きより楽に感じるくらいです。

もちろん、そのためのアイデアもお伝えします。

そして、②生活習慣の改善というのは、いつもの暮らしのなかに、思わぬトラブルの原因が潜んでいるかもしれないということです。

こちらも、答えを1つ明かしてしまうと、それは**「水の飲み方」**。健康のために、**よかれと思って積極的に飲んでいるその水の飲み方が、尿トラブルを起こしている場**

合が多々あるのです。

いずれにしろ、セルフケアはまず2～3か月続けることを目標にします。それでなにかしらの変化を感じられなければ、泌尿器科へ行ってみてください。膀胱や尿道の老化現象ではなく、別の病気が潜んでいる可能性があります。

でも、**まずはセルフケア**です。

尿トラブルの治療は、第一に「セルフケア」。次が「薬」。「手術」という方法もありますが、これは限られた場合だけだと思っていいでしょう。

あなたにぴったりのセルフケアはこれ

尿トラブルにも種類があります。症状によって、最適なセルフケアがあります。2章ではトレーニングを、3章では生活習慣の改善についてご紹介します。あなたに必要なところだけを読むのでも大丈夫です。

・「お腹に力が入ると尿がもれる」→トレーニング（2章）
・「夜、やたらに起きてトイレに行く」→生活習慣の改善（3章）
・「昼間、やたらにトイレに行く」→生活習慣の改善（3章）
・「昼夜を問わず、頻繁にトイレに行く」→トレーニングと生活習慣の改善（2・3章）
・「突然トイレに行きたくなって我慢できない」→トレーニングと生活習慣の改善（2・3章）

2章

回数こそ最大のポイント「自分でできるトレーニング」

なぜか知られていないセルフケア「最大のポイント」

それでは、いよいよ自分でできるトレーニング方法をお伝えしましょう。

2つのトレーニングをご紹介しますが、1つめの方法は、こんな人に効果的です。

- **我慢できない強い尿意が急に起こる人**
- **トイレが近い人**
- **お腹に力が入るともれる人**
- **前立腺の手術を受けた後に、もれるようになった男性**
- **排尿の後で「ジワッ」となる男性**
- **出産後、尿がもれるようになった女性**

このトレーニングの方法は、**「骨盤底筋トレーニング」**といいます。

「え？　また、骨盤底筋トレーニング？」と思われた人も多いでしょう。尿トラブルの本を見れば、必ずと言っていいほど、骨盤底筋トレーニングのやり方が載っています。また、泌尿器科にかかれば、そこでも骨盤底筋トレーニングを指導されます。

そんな〝普通のトレーニング〟を、今ここで改めてお伝えするのには、２つ理由があります。

①やり方が合っているのかわかりにくく、続ける意欲が低下しがちだから
②やり方にこだわりすぎて、肝心なことができていないから

ということです。

まず①についてですが、「膣、肛門、尿道を締めて、引き上げます。これをくり返します」と、骨盤底筋トレーニングのやり方は、概ねこのような感じで書かれています。
でも、筋トレやストレッチのやり方と違って、お手本となる動きが目に見えませんよね。だから、自分のやり方が合っているのか、ほかの人と同じようにできているのかわかりません。

そもそも〝引き上げる〟感覚が、わからないかもしれません。ましてて、男性にとっては、「膣を締めて、引き上げる」と言われても……という感じでしょう。

「ちゃんとできている」感じがしないと、続ける気持ちになりにくいものです。続けなければ当然、効果も出ません。

そして、②については、やり方が一目瞭然でないため、表現を変えて説明をしようとしたり、ポーズを変えてみたり、なんとか伝えようとしますが、かえってわかりにくくなっているような気がします。

それだけならまだいいのですが、問題なのは効果を出すための肝心なことができていないことが多いのです。

肝心なことというのは、**骨盤底筋トレーニングを何回やるか、という「回数」**です。具体的には、**1日に最低でも45回**です。

「やり方」に固執するあまり、「回数」に注目する人が少ないのですが、実際には回数をこなすことで、セルフケアの効果が出るということは、研究でわかっています（※）。

（※）“INCONTINENCE.” 3rd international consultation on incontinence. Edition 2005 p870-871.

「やり方」よりも「やる回数」にこだわるほうが効果的

骨盤底筋トレーニングは、その名のとおり、「骨盤底筋」と呼ばれる筋肉を鍛える体操です。弱った骨盤底筋を鍛えることで、力の衰えた尿道括約筋を支えることになります。老化した泌尿器のリハビリテーションだと思ってください。

出産後の女性が尿トラブルを抱えやすいのは、骨盤底筋が緩むからです。ですから特に経腟分娩をした女性には、骨盤底筋トレーニングが有効です。

骨盤底筋トレーニングで鍛えるのはココ（女性）

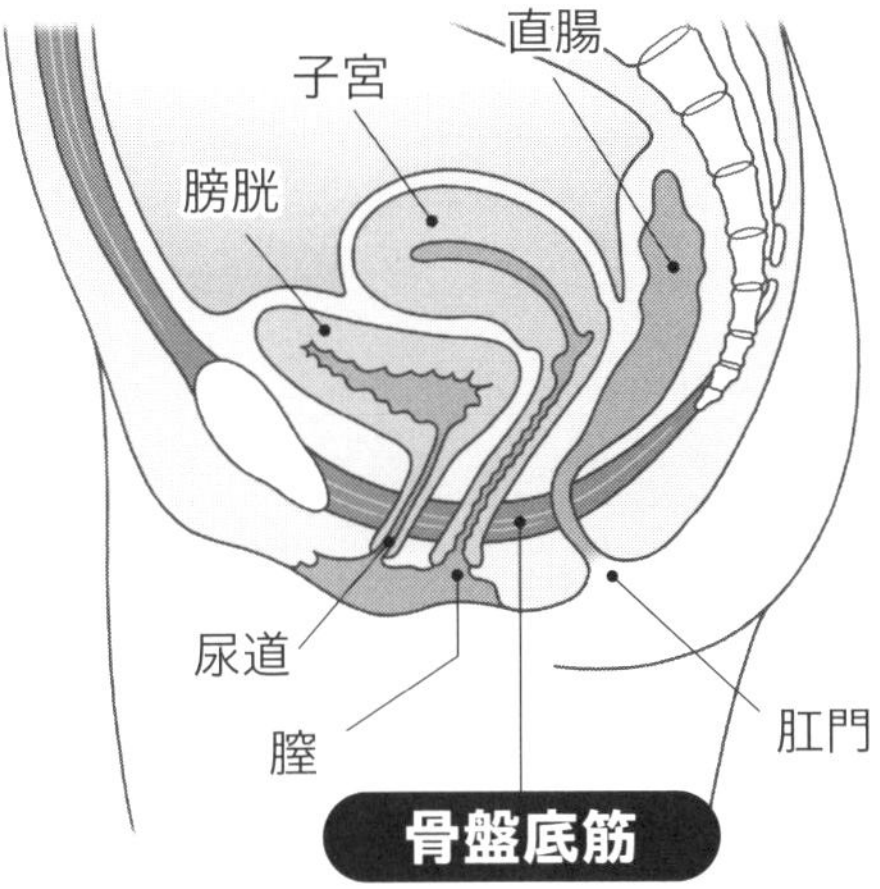

骨盤底筋トレーニングで鍛えるのはココ（男性）

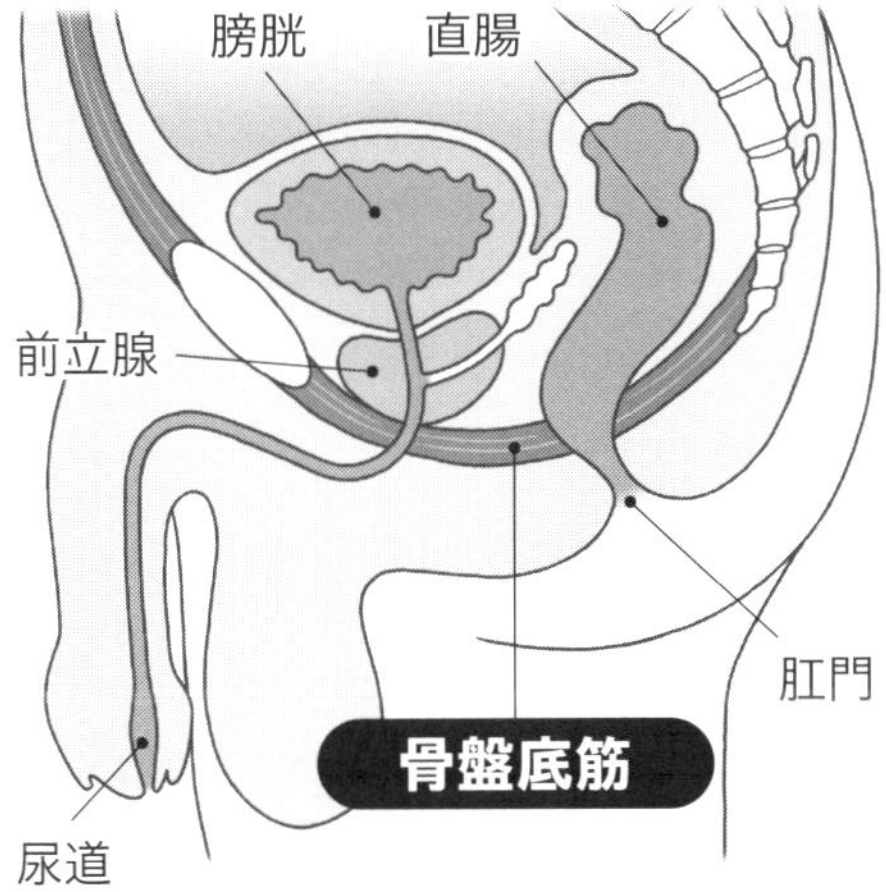

先ほど、骨盤底筋トレーニングの効果を得るポイントは

1日に45回行うこと

だとお伝えしました。最低、**45回で、できれば100回**を目指してみてください。

このトレーニングは、**やれば、やるほど効果が出やすいから**です。

ですから、やり方が合っているかにこだわりすぎるより、まず、「1日に45回やる」という回数を目標にするほうが近道です。

もちろん、この後にやりやすい方法もお伝えします。

「最低45回？　できれば100回？　そんなに？」と思った人も、心配しないでください。**一度にやる必要はないのです。**

1回に10秒かかるので、一度に45回やると7〜8分かかります。

もちろん、まとめてできるならそれでかまいませんが、「けっこう大変だな」と思うと、その後、続かないものです。

ですから、小分けにしてやるのがおすすめです。たとえば、

- **朝起きたら、布団の中で5回**
- **朝ごはんを食べ終わったら5回**
- **病院の待合室で10回**
- **電車の中で10回**
- **レジに並びながら5回**
- **夕食の準備をしながら10回**

など、生活パターンのなかにうまく組み込めるとやりやすいです。

合計が45回以上になればいいので、ご自分に合ったやり方を見つけましょう。具体的にどんなときにやればよいのかは、76ページからヒントがたくさんありますので、

ぜひ参考にしてください。

最短で2か月続ければ、効果が出てくる

「回数がポイント」だということは普通、医師も、看護師も、理学療法士なども、きちんと伝えていません。当然のことすぎて、説明が抜け落ちてしまっているのかもしれません。健康書や健康雑誌にもあまり書かれていません。けれど、灯台下暗し。回数をこなすことは最も重要なポイントです。

そして、**もう1つ知ってほしいのは、やる「期間」も大切だということ**です。調査結果によれば、効果が出てくるまでには、**最短でも2か月、平均で3か月**必要です。

ですから、ぜひ2~3か月、毎日、続けてほしいのです。

あまり難しく考えずにやってみてください。生活のなかに組み込んで楽しくやれば、きっと続けられます。

目指せ45回！骨盤底筋トレーニングのやり方

骨盤底筋トレーニングは、骨盤底筋に力を入れるだけ。とてもシンプルな体操です。といっても、骨盤底筋がどこにあるのか自分で意識することは難しいので、「ちゃんとしたところに力が入っているのかわからない」と不安に思う人もいるでしょう。

でも、骨盤底筋は手足のように自分の意思で動かせる**「随意筋」**です。**手足のように目で確認することはできませんが、動かそうと思えば、ちゃんと動かせます。**

骨盤底筋トレーニングは、どんな姿勢でもできます。

でも、初めてやる人は、あお向けで行ったほうがトレーニングの感覚をつかみやすいと思います。

【骨盤底筋トレーニングはこんなやり方です】

①まず、おならを我慢するように、お尻に力を入れて肛門を締めてください。

「おならと急に言われても……」と、とまどった人も大丈夫。お尻に意識を向けて、いろいろ力を入れてみてください。「あ、これかも」と思う瞬間がきっときます。焦らないこと。

②そのまま、女性は膣と尿道を、男性は陰茎の付け根をギュッと締めます。

わかりにくくても、イメージしながら試してみてください。

男性であれば、尿や射精を途中で止める感覚です。

③そのまま、おへそのほうに引き上げるイメージで、10秒間保ちます。

呼吸は止めずに自然にします。

これで1回です。シンプルな方法ですよね。

【余計な力が入っていないか注意】

トレーニングの効果を半減させないためには、

①お腹、足、腰に力を入れない

②いきまない

ように気をつけましょう。

やっているときに、手足など、大きな筋肉が動いたらなにかが違っていると思ってください。基本的に、体の見えている部分は全然動かさない体操です。骨盤の底にある筋肉だけを意識してください。ほかのところに力を入れないことがポイントです。

「あお向けで」「座って」「立って」できるトレーニング

どんな体勢でも効果は同じですが、

・あお向けで行う
・イスに座って行う
・立って行う

3つの姿勢をご紹介するので、実際にやってみて、やりやすい方法を選んでください。どの姿勢でも、やることは同じです。

あお向けで行う骨盤底筋トレーニング

準備

① あお向けに寝て、両足を軽く開き、両ひざを立てます。

② お尻は浮かないように、床にぴったり付けます。

③ 体の力を抜いてから始めます。

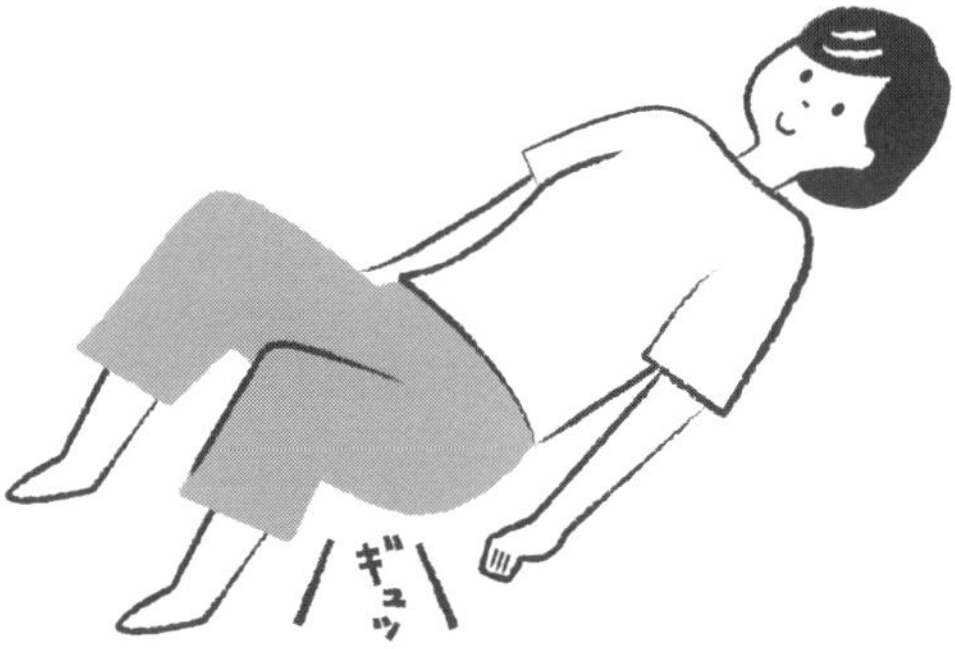

トレーニングスタート!

① おならを我慢するように、お尻に力を入れて肛門を締めてください。

② そのまま、女性は膣と尿道を、男性は陰茎の付け根をギュッと締めます。

③ そのまま、おへそのほうに引き上げるイメージで、10秒間保ちます。

※ 力んで肩が床から上がったり、腰が浮いたり、お腹をのぞき込むようになったりしてはいけません。

※ 自然な呼吸を続けてください。呼吸を止めると余計な部分に力が入りすぎてしまいます。

イスに座って行う骨盤底筋トレーニング

準備

① 太ももと背中が直角になるように、イスに深く腰かけます。
② 背すじは伸ばして、顔は正面に向けます。
③ リラックスして始めます。

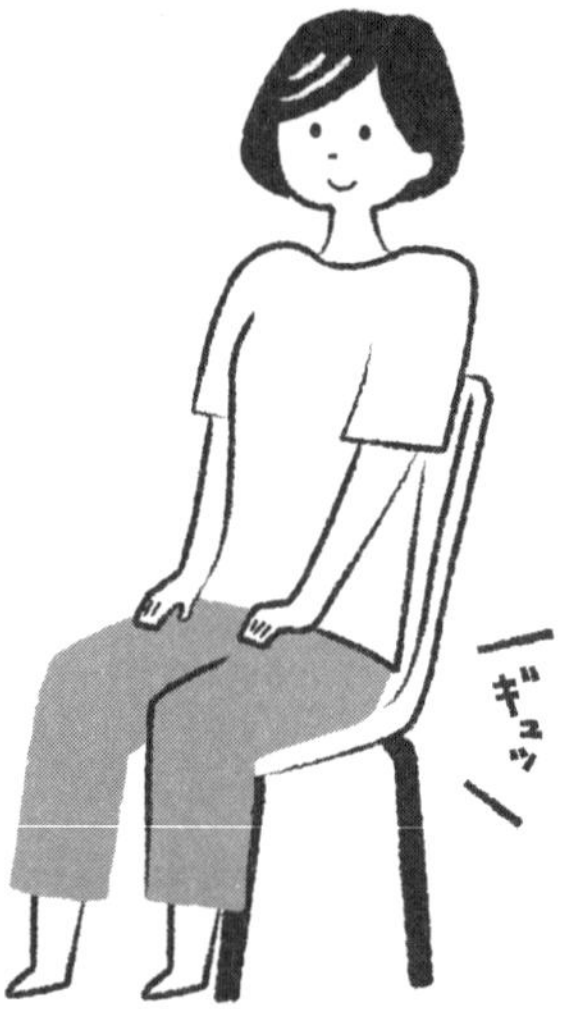

トレーニングスタート!

① おならを我慢するように、お尻に力を入れて肛門を締めてください。
② そのまま、女性は膣と尿道を、男性は陰茎の付け根をギュッと締めます。
③ そのまま、おへそのほうに引き上げるイメージで、10秒間保ちます。

※イスの背にもたれてはいけません。
※ 自然な呼吸を続けてください。呼吸を止めると余計な部分に力が入りすぎてしまいます。

立ったまま行う骨盤底筋トレーニング

準備

①足を肩幅ぐらいに開き、顔は正面に向け、背筋を伸ばして立ちます。

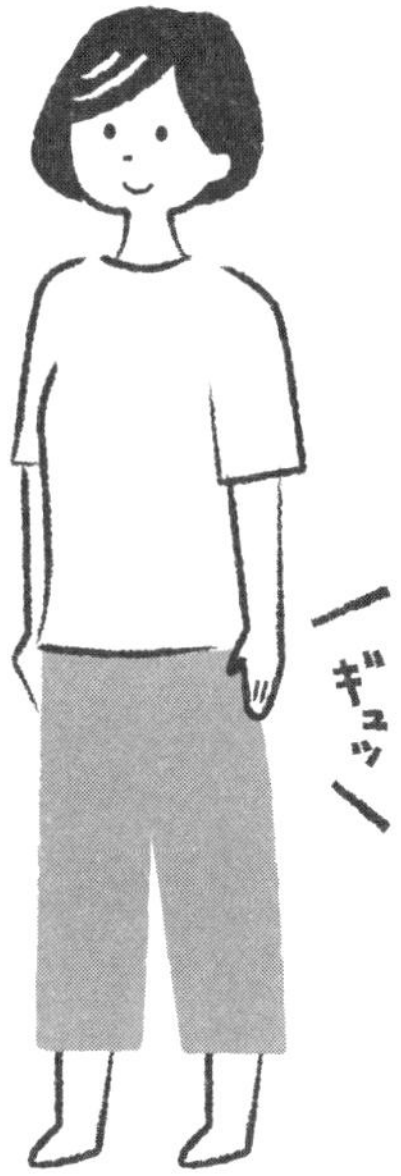

トレーニングスタート！

① おならを我慢するように、お尻に力を入れて肛門を締めてください。

② そのまま、女性は膣と尿道を、男性は陰茎の付け根をギュッと締めます。

③ そのまま、おへそのほうに引き上げるイメージで、10秒間保ちます。

※背中を丸めないようにしましょう。

※ふらつく人は、イスなどにつかまりながらやるといいでしょう。

※ 自然な呼吸を続けてください。呼吸を止めると余計な部分に力が入りすぎてしまいます。

骨盤底筋を動かせているか確認する3つの方法

骨盤底筋が動いているのか、目で見て確認することはできません。「ちゃんとできているのか」「このやり方で続けていいのか」と不安になるかもしれません。そんなときは、次の方法を試してみてください。

① 排尿中に尿を止めてみる

尿をしている最中に、キュッと止めてみてください。止められたら、骨盤底筋を動かせているということです。

尿が止まったときの、力の入れ具合を覚えておくといいでしょう。

もし、尿が止まらなかったら、骨盤底筋をうまく動かせていないか、骨盤底筋がま

肛門括約筋はココ

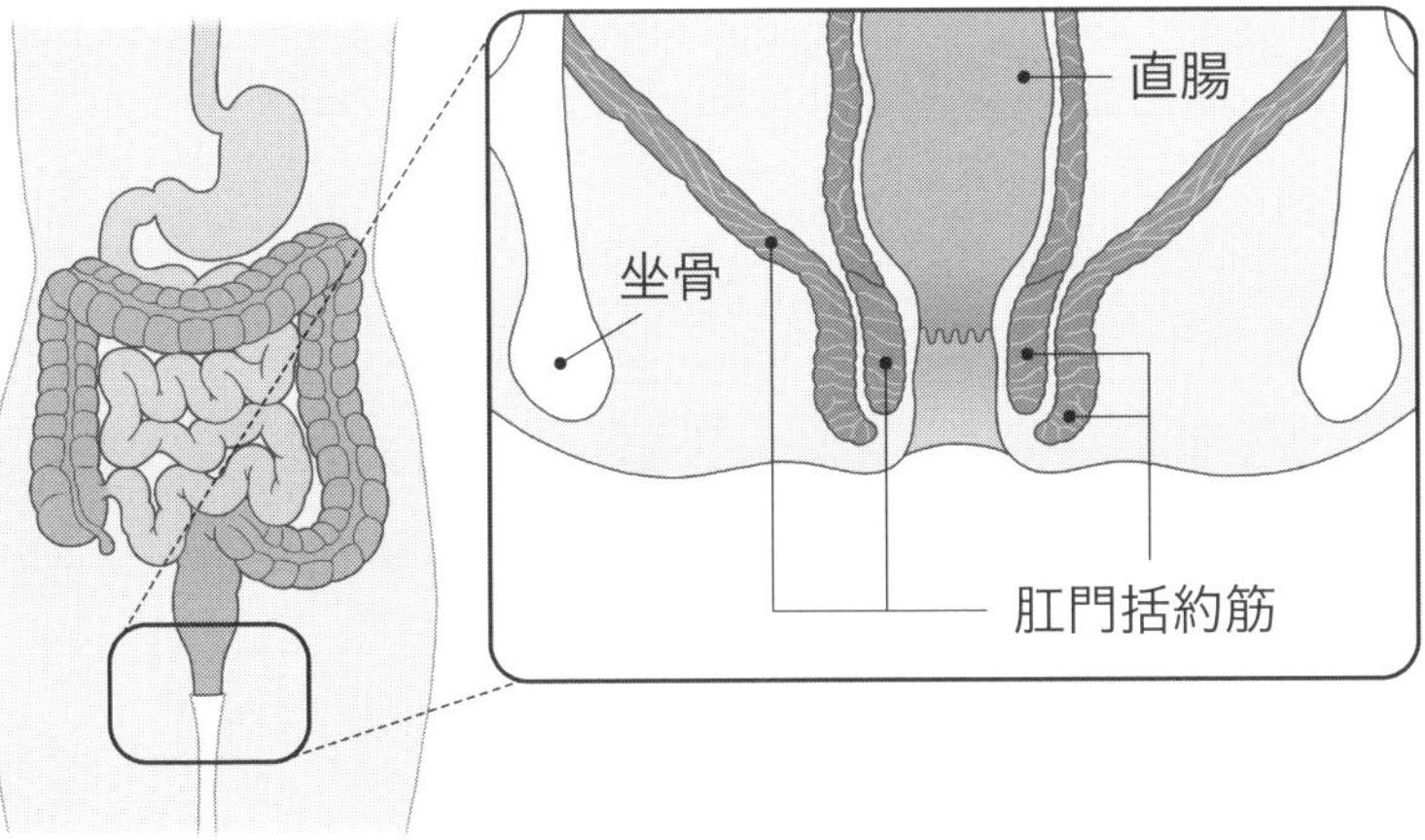

だ緩んでいるということです。

完全には止まらなくても、尿の勢いが弱まれば、やり方は合っています。そのままトレーニングを続けてください。

② 肛門に手を当ててみる

人差し指を肛門に当てて骨盤底筋トレーニングをしてみてください。

お腹に力が入らず、肛門括約筋のあたりがギュッとしまった感じになっていれば、できています。

③ 女性は膣に指を入れてみる

膣に指を入れた状態で骨盤底筋トレーニングをしてみてください。そのときに、指が膣壁に締めつけられて、キュッと持ち上がる感覚があれば、できています。経膣分娩の経験のある女性は少しわかりにくいかもしれませんが、その場合は②の方法で確認してください。

「どうもうまくいかない気がする」という人は、力の入れ具合をいろいろ変えてみてください。

ギューッと力を入れるというより、キュッと締めるという感覚です。やっているかやっていないか、自分でもわからないくらいのほうが正解です。

むしろギューッと力が入っている感覚は、骨盤底筋というより、周りのお尻やお腹を動かしているだけだったりします。

トレーニングといっても、ジムで行う全身の筋トレや、ストレッチ、ラジオ体操のような動きとはまったく別ものです。

他人から見ると「どこも動かしていない」ように見えるのが骨盤底筋トレーニングなのです。

「これでいいのかな？」と不安になったり、「本当に動いているんだろうか」ともどかしい気持ちになったりするのはわかりますが、大丈夫です。

骨盤底筋トレーニングは、やり方にこだわるより、回数にこだわる。

これが、効果を出す最大のポイントです。このことは医学論文でもしっかり裏付けされています。

目標は「息をするように トレーニングする」

骨盤底筋トレーニングの効果を得るには、最低でも1日に45回、2か月続けることだとお話ししました。

続けるためには、習慣化するのが一番です。さあ、やるぞ！ と構えず、まるで息をするかのように、生活のなかで自然にできるのが目標です。

習慣化するには、

①「ながら」の動作と一緒にやる

②「スイッチ」を決めておく

というのがおすすめです。

たとえば、「テレビを見ながらやる」というように、**日常の「ながら」とくっつけると、骨盤底筋トレーニングのためだけに時間を取る必要がないので、続けやすいでしょう。**

また、「夕方5時の『夕焼け小焼け』の地域放送チャイムが聞こえてきたらやる」「朝、カーテンを開けたらやる」という具合に、「○○になったらやる」という**「スイッチ」を決めておくのもいい方法です。**

参考までに、どんなときにやるのか、たくさん例を挙げます。あなたなら、どれができそうでしょうか？

もちろん、ここに挙げたこと以外でもけっこうです。

【あお向けになりながら】

・寝るとき起きたとき、布団であお向けになりながら
・寝ころんでテレビを見ながら
・ヨガやストレッチの前後に。マットの上に寝ころびながら
・公園に行ったら。芝生に寝ころんで

【腰かけながら】

・病院の待合室で順番を待ちながら
・電車やバスで座りながら
・トイレの便座に座りながら
・タクシーで移動しながら

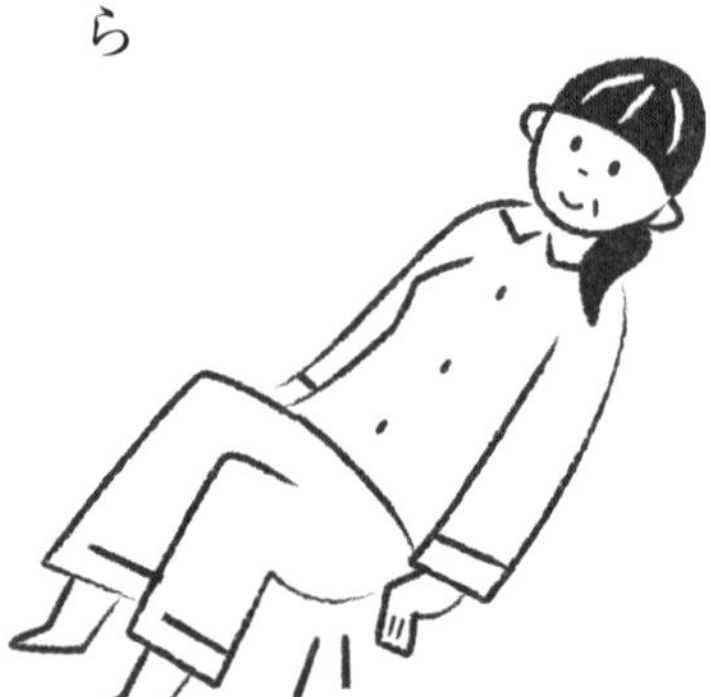

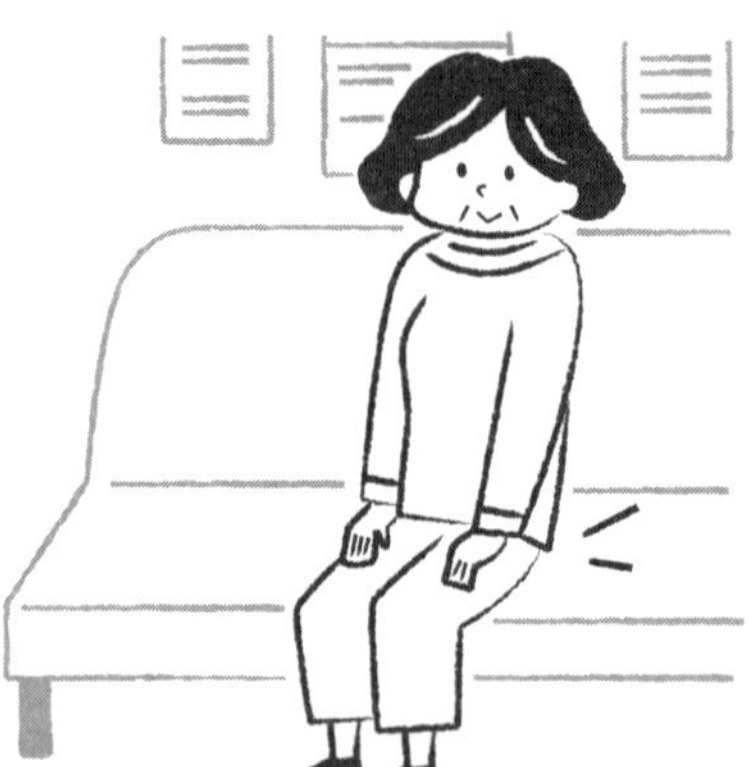

・イスに座ってテレビを見ながら
・イスに座って仕事をしながら
・映画を見ながら
・レストランで料理が出てくるのを待ちながら

【立ちながら】

・駅のホームで電車を待ちながら
・交差点で信号が変わるのを待ちながら
・お店のレジに並びながら
・エレベーターを待ちながら
・調理中のお鍋をかき混ぜながら

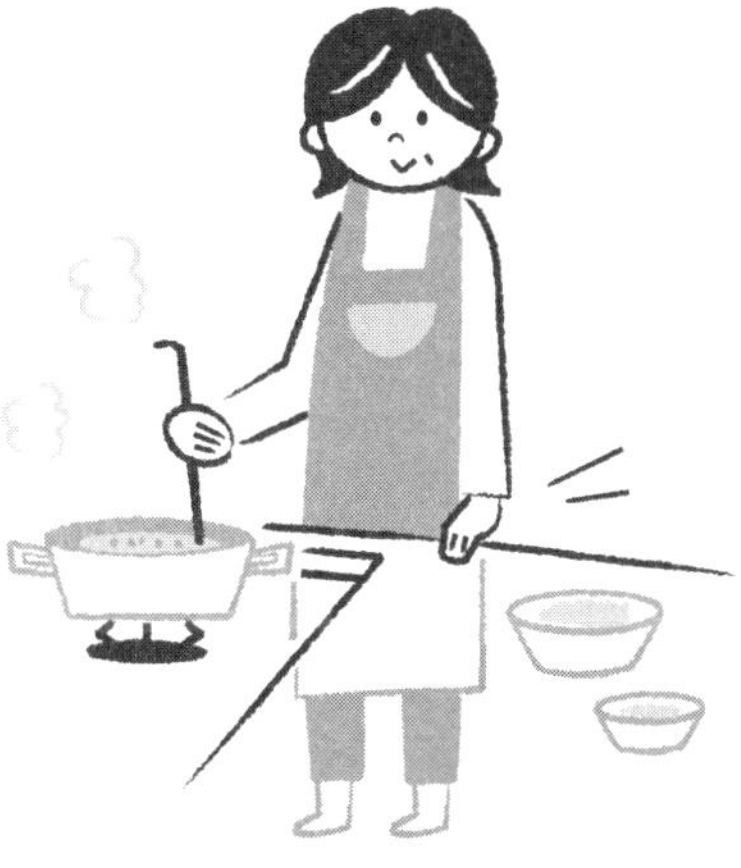

【スイッチを決める】

・外出するとき、家の鍵をかけたら
・バスの車内アナウンスが聞こえたら
・パソコンの電源を入れたら
・電話を切ったら
・お腹が鳴ったら
・部屋の電気のスイッチを入れたら
・帰宅してカバンを置いたら
・台所で調理台の前に立ったら
・「ごちそうさま」と言ったら
・テレビ番組が終わったら
・スマホを机に置いたら

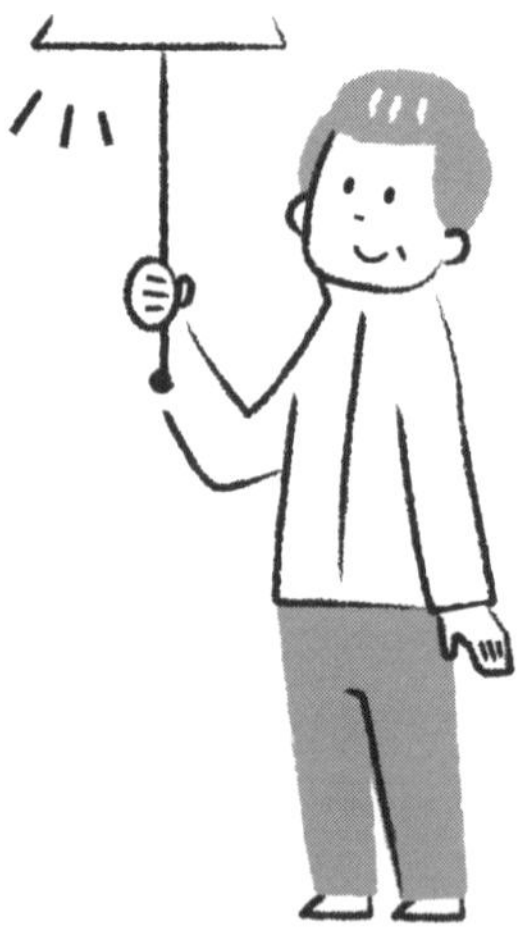

・お風呂から上がって、体を拭き終えたら
・化粧水をつけたら

いかがでしょうか？　さらに、こうすると毎日続けやすくなります。

①「ながら」と「スイッチ」のなかから、できそうなものをいくつか選ぶ
②それぞれ、何回できそうか、目標を決める
③毎日、やったかどうかを書き込む

たとえば、「テレビ番組が終わったら10回、お鍋をかき混ぜながら10回……」という具合です。

82ページから、2か月分の記録表があります。骨盤底筋トレーニングを45回できたら、その日の「トレーニングの実践」の欄に○をします。「メモ」は、「100回できた」とか、「トイレの回数がいつもより少なかった」など、なんでも好きなことを書いてください。

【ダメ押しの方法「みんなでチャレンジ」】

ついでに言うなら、「みんなでチャレンジする」という方法もおすすめです。ダイエットや筋トレ、資格の勉強など、**三日坊主になりやすいことを「みんなでチャレンジ」して習慣化しようという作戦です。**

みんなでチャレンジするためのスマホアプリもあり、これを利用すると継続が苦手な人も自然に続けられるため、かなり効果が高く、人気があります。

尿の問題は、なかなか口に出すのは恥ずかしいかもしれません。けれど、一緒に暮らすご家族、たまに行動を共にする旅行のグループ、観劇のサークルメンバーなど、**よく観察していると「もしかして、お仲間かも……」と思い当たることもありますよね。「実は……」なんて、打ち明け話につながることもあるのではないでしょうか。**

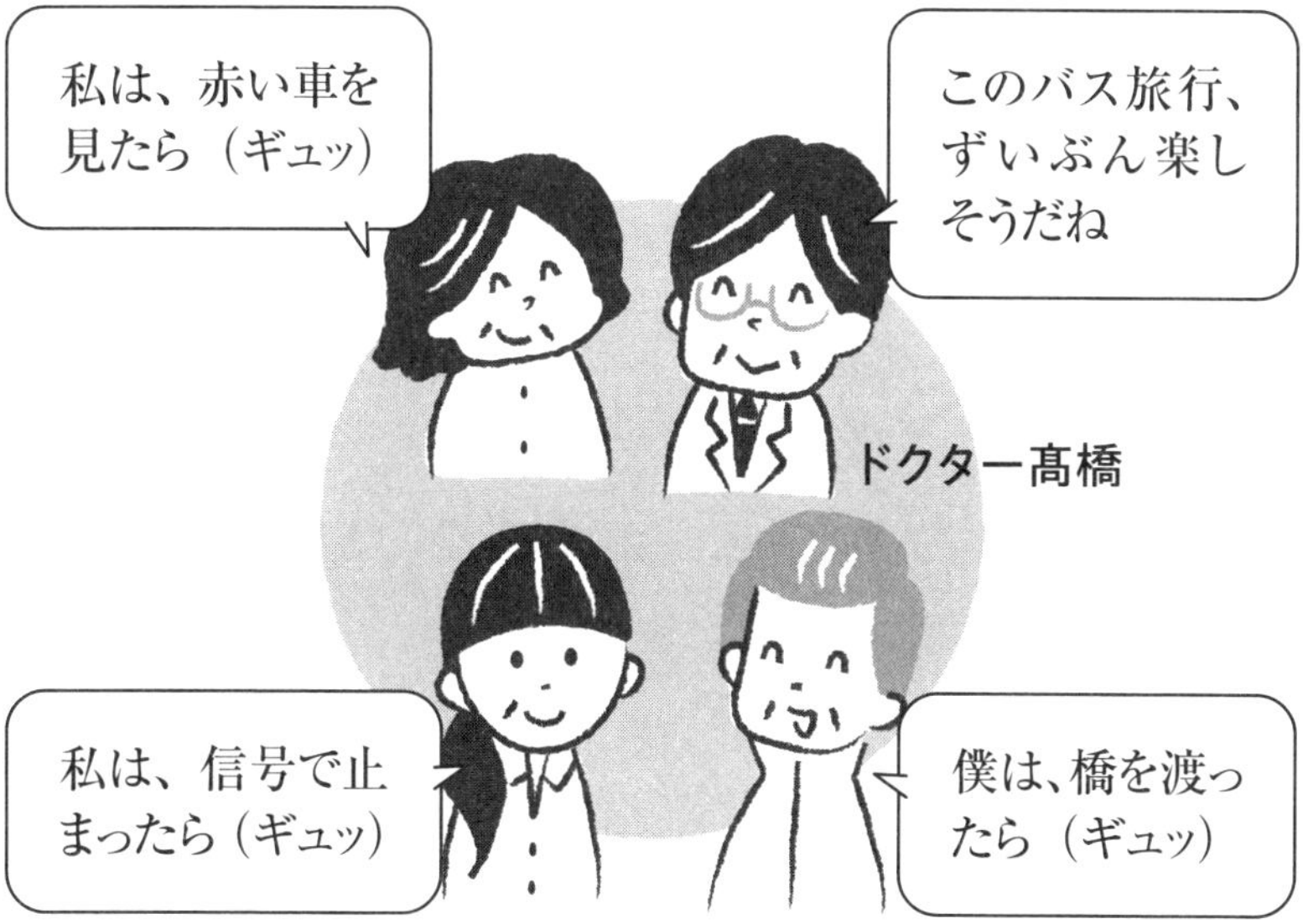
このバス旅行、ずいぶん楽しそうだね
私は、赤い車を見たら（ギュッ）
ドクター髙橋
僕は、橋を渡ったら（ギュッ）
私は、信号で止まったら（ギュッ）

そうした仲間に「2か月間、トレーニングするから応援して！」と宣言してみるのです。たまに「続けている？」「成果はどう？」なんて聞かれると、やらないわけにいかなくなってきます。

もしかしたら「自分もやってみようかな」という人が現れるかもしれません。そうなったら、ぜひ頻繁に連絡を取り合ってください。「今日は○回やってみた！」「テレビのCMの間にやるようにしている」などと、励まし合ったり、情報交換できたりします。これも案外、楽しいですよ。

日付	トレーニングの実践	メモ
/		
/		
/		
/		
/		
/		
/		
/		
/		
/		
/		
/		
/		
/		
/		
/		
/		
/		
/		
/		

骨盤底筋トレーニング記録表（1か月目）

骨盤底筋トレーニングを１日45回以上できたら○を記入します。
いつ、何回やるのか決めて、書いておくと忘れにくくなります。
コピーして使うのもおすすめです。

いつやる	何回やる
	回
	回
	回
	回

いつやる	何回やる
	回
	回
	回
	回

日付	トレーニングの実践	メモ
/		
/		
/		
/		
/		
/		
/		
/		
/		
/		
/		
/		

日付	トレーニングの実践	メモ
/		
/		
/		
/		
/		
/		
/		
/		
/		
/		
/		
/		
/		
/		
/		
/		
/		
/		
/		
/		

骨盤底筋トレーニング記録表（2か月目）

骨盤底筋トレーニングを1日45回以上できたら○を記入します。
いつ、何回やるのか決めて、書いておくと忘れにくくなります。
コピーして使うのもおすすめです。

いつやる	何回やる
	回
	回
	回
	回

いつやる	何回やる
	回
	回
	回
	回

日付	トレーニングの実践	メモ
/		
/		
/		
/		
/		
/		
/		
/		
/		
/		
/		
/		

「膀胱トレーニング」でさらに効果を上げる

骨盤底筋トレーニングともう1つ、あわせて行ってほしいのは「膀胱トレーニング」です。

たとえるならば、骨盤底筋トレーニングは基本的な筋トレで、膀胱トレーニングは実践の競技の練習のようなものです。

ゴルフなら、筋トレや打ちっぱなしが骨盤底筋トレーニング、コースに出るのが膀胱トレーニング。

基本的な筋トレでパワーをつけて、実践の競技で経験を積む。これが効果的な練習法の王道です。尿に関することもまったく同じです。

さて、この膀胱トレーニングは、こんな人に効果的です。

- **突然尿意が起こって我慢できない人**
- **しょっちゅうトイレに行く人**
- **〝ちょいもれ〟する人**

「尿をするのを我慢する」のが膀胱トレーニングです。言い換えれば、「少しの尿意でトイレに行く癖を直す」ということです。

え？　そんなことで治るの？　と思うかもしれませんが、泌尿器科の権威もお墨付きを与えている、れっきとした効果的なトレーニングです。

膀胱がまだいっぱいになっていないのに、勝手に縮み出す過活動膀胱の人は、「尿意を我慢する」ことが難しくなっています。

でも実際には尿は十分にたまっていないのですから、膀胱にはまだ余力があるはずです。ですから「尿意を我慢できるようになる」トレーニングが有効なのです。

膀胱トレーニングをしていると、膀胱に水風船のような柔軟性が戻り、膀胱にためられる尿の量が増え、我慢できる時間が長くなります。その結果、しょっちゅうトイレに行く「頻尿」も解消されます。

ただし、膀胱炎の人がやると症状が悪化することがあります。そのような泌尿器科系の病気がないことが、膀胱トレーニングの前提です。

【膀胱トレーニングのやり方】

①「トイレに行きたい！」と感じたときが、トレーニングの始まりです。
②トイレに直行せず、尿を我慢してください。尿道を引き締めるイメージです。
③最初の目標は3分間。3分間我慢することを目標にしてください。尿意を感じたら、気持ちをリラックスさせたり、気を紛らわせたりします。

3分間我慢することができるようになったら、少しずつ我慢する時間を延ばします。3分を4分、4分を5分と、我慢する時間を長くしていくのです。尿意を感じても、音楽に耳を傾けてリラックスしたり、誰かとおしゃべりをして気を紛らわせたりして、我慢する時間ができるだけ長くなるようにしましょう。

最終的には、トイレに行く間隔が3～4時間になることを目指してください。**排尿間隔が3～4時間になれば、もはや「頻尿」ではありません。**

膀胱トレーニング

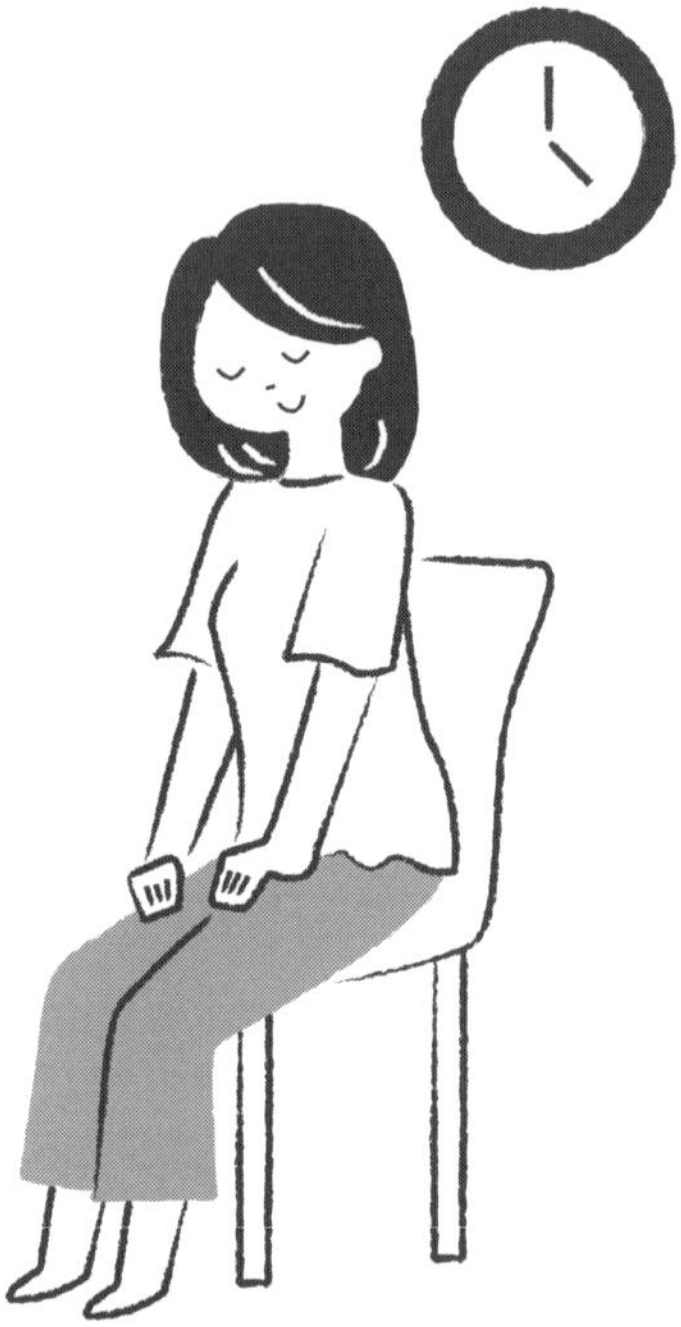

トレーニングスタート!

①「トイレに行きたい!」と感じたときが、トレーニングの始まりです。

② トイレに直行せず、尿を我慢してください。尿道を引き締めるイメージです。

③ 最初の目標は3分間。3分間我慢することを目標にしてください。尿意を感じたら、気持ちをリラックスさせたり、気を紛らわせたりします。

目的は「膀胱にためられる尿を増やす」こと

このように、膀胱トレーニングはとてもシンプルです。突然「トイレに行きたい！我慢できない」という気持ちが湧き上がったときに、トイレに駆け込むのではなく、我慢するだけです。

膀胱と尿道は〝連動〟しています。尿道が緩んで拡がれば、膀胱は引き締まって縮んでいきます。逆に尿道が締まれば、膀胱は緩んで拡がります。

つまり、**あなたがトイレを我慢して尿道括約筋が締まれば、自動的に膀胱は緩んで拡がり、ためられる尿の量が少し増える**のです。そうなると尿意が和らいで、トイレを先延ばしにできます。

最初は、自宅にいるときに行うとよいでしょう。我慢できなければ、無理せずにトイレに行ってかまいません。少しずつ時間を延ばせれば大丈夫です。徐々に我慢できるようになったら、外出先でも、トイレに行きたいと思うたびに行うようにします。

効果が出るまでの期間は、骨盤底筋トレーニングと同じで2～3か月ぐらいです。

膀胱トレーニングをやってみると、**多くの方が「すぐにトイレに行かなくても意外と大丈夫だとわかった」とおっしゃいます。**

これは、**「トイレに行きたい気がする→すぐに行かなくても問題ない」という安心感につながります。この安心感によっても、トイレに行く回数は減ってきます。**

「次のトイレ休憩まで1時間半か。それなら大丈夫だ」

「映画の平均は2時間弱。だったら真ん中の席に座れる」

という自信も芽生えるでしょう。これだけでも生活のストレスがずいぶん軽減されます。

膀胱トレーニングと、骨盤底筋トレーニングは車の両輪です。両方のトレーニングを毎日やることが理想です。**相乗効果で、治りが早くなりますよ。**

また、185ページでご紹介する**「排尿日誌」**をつけると、何時間おきにトイレに行っているか把握できます。膀胱トレーニングをするうちに、トイレの間隔がだんだん長くなっていくのが目に見えてわかるでしょう。

……

自律神経に働きかける「会陰《えいん》さすり」

「突然尿意が起きて我慢できない」「しょっちゅうトイレに行く」「ちょいもれする」。こんなふうに過活動膀胱になっている人には、会陰部を優しく刺激する**「会陰さすり」**も効果があることがわかっています。

女性は膣と肛門の間を、男性は陰嚢《いんのう》と肛門の間を、左右に（前後ではなく）指でさすってください。そっと軽い刺激を与えます。優しく、ゆっくりと行ってください。

右に3秒、左に3秒くらいのペースで、1分程度さすります。

1日1回やってみてください。専用のローラーもありますが、いきなり購入する必要はありません。まずは指で試すのが手軽でしょう。

行うタイミングによって効果の現れ方が変わります。「過活動膀胱で昼間も、夜も……」という方は、両方お試しください。

・朝や日中に行う→昼間の頻尿・尿もれに効果

・寝る前に行う→夜間の頻尿・尿もれに効果

刺激が強すぎると逆に膀胱が縮んでしまうので、あくまでも優しくさすります。皮膚が濡れている状態ではなく、乾いた状態で行います。

さするのはココ（女性）

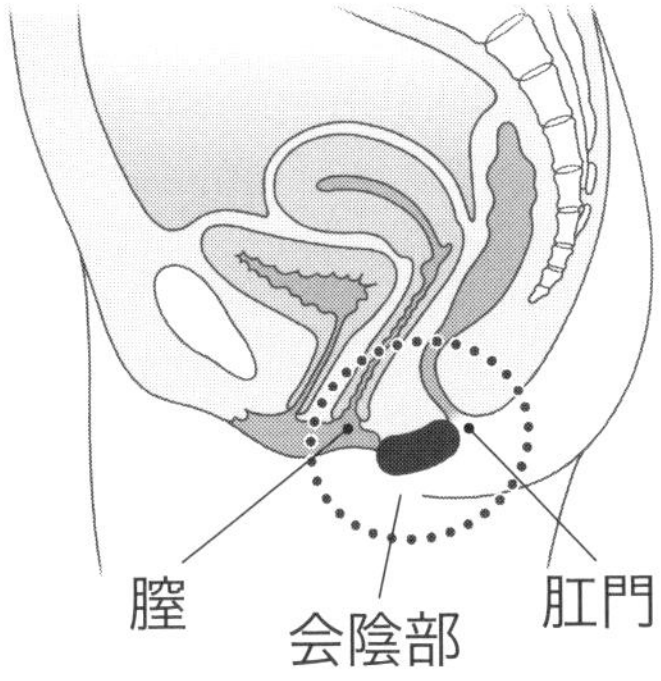

膣と肛門の間を、左右にさする

さするのはココ（男性）

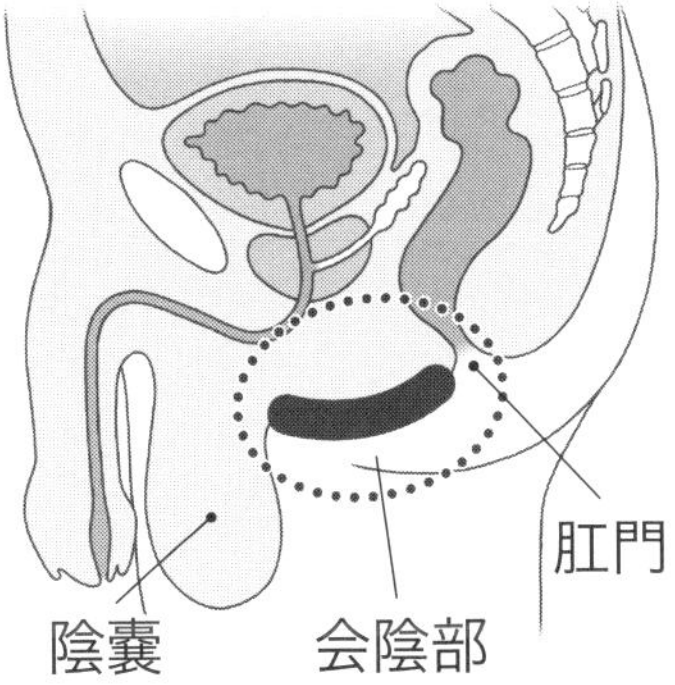

陰嚢と肛門の間を、左右にさする

なぜ、会陰部をさすると過活動膀胱を抑えられるのか、不思議に思いますか？

4章で解説しますが、**過活動膀胱の原因の1つに「自律神経」の乱れがあります。**泌尿器にはいろいろな神経が通っていますが、排尿筋をコントロールしているのは自律神経です。

過活動膀胱になると、尿が十分にたまっていないのに、脳から「排尿筋を引き締めて、縮まるように」という、おかしな司令が下されます。

会陰さすりには、自律神経に働きかけて、そのような間違った司令を抑える効果があるのです。

足がむくむなら夕方の早歩きで「夜間頻尿」を防ぐ

昼間はトイレが近くないのに、夜、寝ているときに何度もトイレに起きる「夜間頻尿」の人に、おすすめの方法をご紹介します。

夜間頻尿の原因にはいろいろあるのですが、「足のむくみ」が原因になっていることがあります。

夕方、ふくらはぎやスネのあたりを触ってみてください。〝弁慶《べんけい》の泣きどころ〟を指で押して、あとが残るようなら、そこに水分がたまって「むくんでいる」しるしです。

夜になって横になると、足にたまっていた水分が上半身に流れてきて、それが尿になり、夜間頻尿の原因になります。

ですから、ふくらはぎの筋肉を使って、下半身にたまった水分を上半身に戻します。

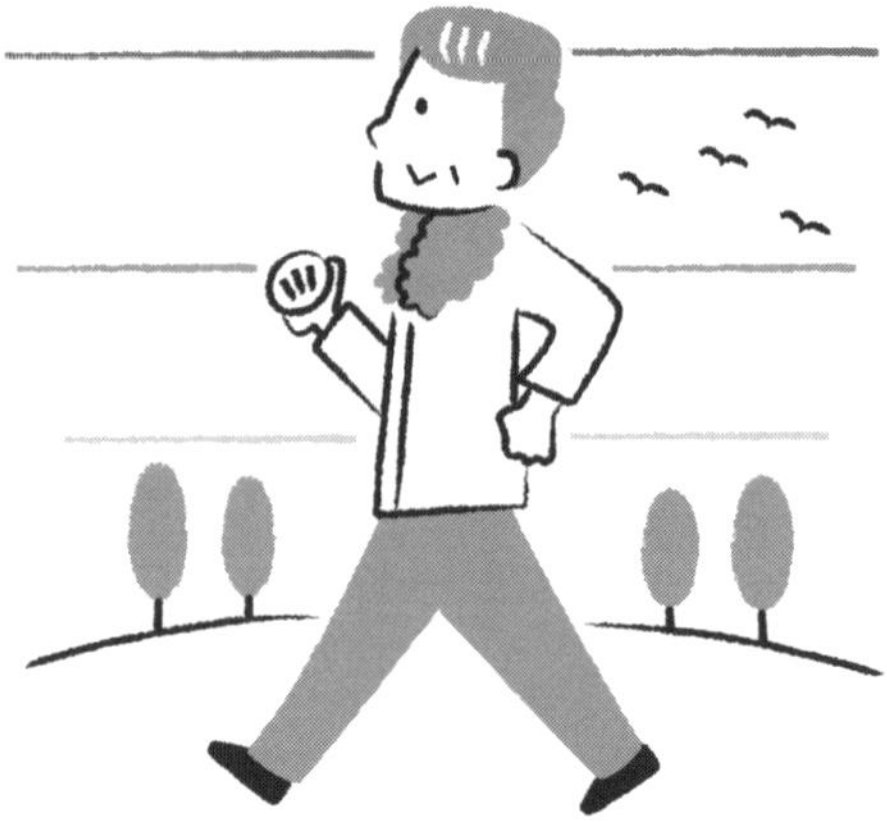

夜間頻尿の解決には夕方の早歩きが効果的

そのために有効なのは、30分ぐらいの**「早歩き」**です。ふくらはぎ(下腿三頭筋《かたいさんとうきん》)は、〝第二の心臓〟と呼ばれています。

早歩きをすれば、ふくらはぎが刺激されて、ポンプのように働きます。少し歩幅を広くするほうが、ふくらはぎは、より刺激されます。

むくみが出やすいのは午後から夕方なので、日中の早い時間帯ではなく、買い物や散歩のついでに、夕方にやるとよいでしょう。あまり早い時間にやってしまうと、せっかく循環した水分が、また下半身にたまってしまいます。

「スクワット」と「青竹踏み」も効果的

骨盤底筋トレーニングと、膀胱トレーニングを習慣化するのが一番の目標ですが、余力があるなら、**「スクワット」**と**「青竹踏み」**もおすすめです。

スクワットは、股関節の付け根から太ももやひざの内側にかけて走っている筋肉（「内転筋《ないてんきん》」と呼びます）を鍛えます。

内転筋は骨盤底筋を下から支えているので、骨盤底筋トレーニングのサポートになります。また、骨盤内の血流を改善し、足のむくみ取りにもなります。1日10回程度やってみるとよいでしょう。

「青竹踏み」をすると、頻尿が改善されることもわかっています。これも足のむくみ取りに関係しています。家に青竹踏みの器具があるなら、ちょっとした隙間時間に試してみましょう。

スクワットと青竹踏みは、無理してやることはありません。

「次のバス旅行は2か月後！　心配なく参加したいな」「1か月後に贔屓《ひいき》の役者さんの演目がある。集中して観劇できたらうれしい」というように、よりいっそうスピーディーな改善を目指すときなどに楽しみながらやってみてください。

主軸はあくまで、骨盤底筋トレーニングと、膀胱トレーニングです。

そして、骨盤底筋トレーニングは、細かいやり方よりも回数が肝心です。**これを意識するだけでも2〜3か月で「ずいぶん変わった！」と、きっとうれしい驚きがあるでしょう。**

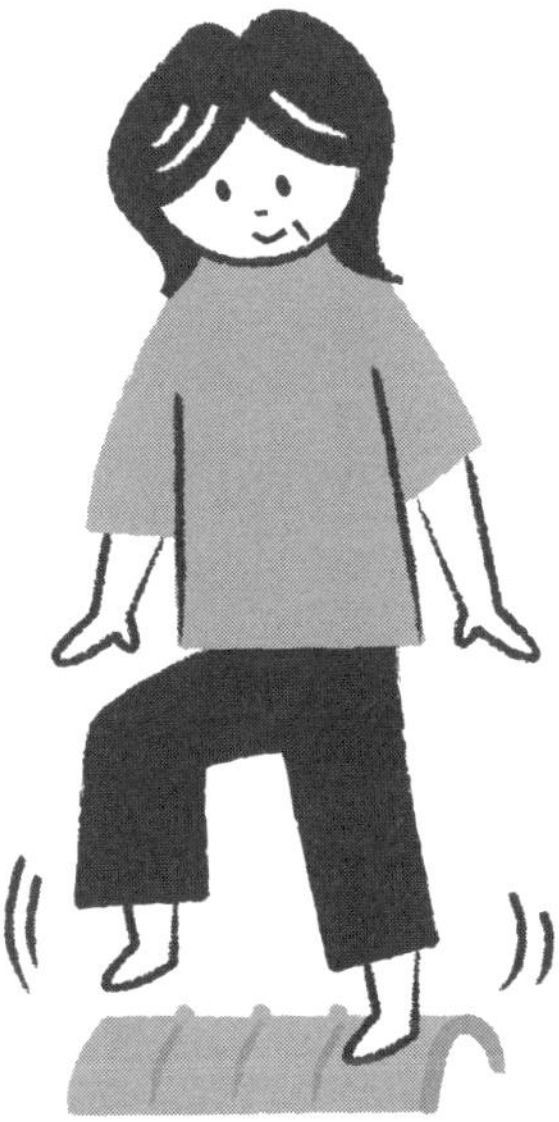

スクワットや青竹踏みをセルフケアに
プラスするのも、おすすめ

3章

思わぬことが原因に！「生活習慣で尿トラブル回避」

「水分のとり方」に注目するだけで改善することも

実は、生活習慣の改善だけで、尿の悩みが解決する場合があります。

特に、

・昼だけではなく、夜もたびたびトイレに行く人
・夜だけ何度もトイレに行く人
・尿意がないのに、〝ちょいもれ〟してしまう人

こんな人は、生活習慣を変えれば改善する可能性があります。

お気づきかもしれませんが、2章でご紹介した「トレーニングが効く人」と重なっている項目もあります。重なっている項目に当てはまる人は、両方やればさらに効果

郵 便 は が き

切手を
お貼りください

105-0003

（受取人）
東京都港区西新橋2-23-1
3東洋海事ビル
（株）アスコム

頻尿・尿もれ
自力でできるリセット法

読者　係

本書をお買いあげ頂き、誠にありがとうございました。お手数ですが、今後の出版の参考のため各項目にご記入のうえ、弊社までご返送ください。

お名前	男・女	才
ご住所　〒		
Tel	E-mail	
この本の満足度は何％ですか？		％

今後、著者や新刊に関する情報、新企画へのアンケート、セミナーのご案内などを郵送またはeメールにて送付させていただいてもよろしいでしょうか？
□はい　□いいえ

返送いただいた方の中から**抽選で3名**の方に
図書カード3000円分をプレゼントさせていただきます。

当選の発表はプレゼント商品の発送をもって代えさせていただきます。
※ご記入いただいた個人情報はプレゼントの発送以外に利用することはありません。
※本書へのご意見・ご感想およびその要旨に関しては、本書の広告などに文面を掲載させていただく場合がございます。

●本書へのご意見・ご感想をお聞かせください。

ご協力ありがとうございました。

を実感しやすくなります。

生活習慣の改善とは、具体的になにかといえば、一番は**「水分」**についてです。

・水分のとり方
・水分の出し方

この2点を気にするだけで、かなり変化が出ます。

単に「水分のとりすぎ」かもしれない

「トイレが近いのは病気かもしれない」と思って、泌尿器科を訪れる人がいます。けれども**診察してみると、「単に水分をとりすぎているだけだった」という人がよくいる**のです。

「頻尿」は病気の1つとされていますが、病気とまではいえず、単なる水分の過剰摂取が多尿や頻尿を招いているケースもかなり多いのです。

「頻尿」の定義に囚われる必要はない

「頻尿」と聞くと、どれぐらいの頻度だと思いますか？

医師が使うガイドラインには、「1日に8回以上」と記されています。ですが、同じ人でも、猛暑の夏に戸外で汗を流しながら過ごせば5時間トイレに行かなくても平気なのに、寒い冬には2時間おきにトイレに飛び込むようなこともあるので、一概には言えません。

ですから「1日に9回行くから頻尿」などと杓子定規に捉える必要はないのです。**「1日に8回以上」というのは、1つの目安にすぎない**と思ってください。

また、「トイレには1日10回は行くけれど、生活に不便はない」という人もいます。そういう人は、必ずしも「頻尿だから治さないと！」と思わなくてもいいのです。

頻尿で死ぬことはありません。**頻尿で生活に不便を強いられている人だけが、生活習慣を改善して、治せばいいのです。**

なお、夜だけ頻尿になる「夜間頻尿」については、次の項で解説します。

「血液サラサラ願望」が実は多尿の原因に

水分が足りないと、血液がドロドロになって、心筋梗塞《しんきんこうそく》や脳梗塞《のうこうそく》になってしまう。

そう思っていませんか？　現在、水分を多く摂取すると、心筋梗塞、脳梗塞の発生が減ることを示した研究はないというのが私の認識です。確かに「水分を多めにとると脳梗塞の再発リスクが減る」という研究が1つありますが、あくまで脳梗塞の既往歴のある患者さんが対象です。

もちろん、水分は大切ですが、**「血液をサラサラにするには、水分はどんどんとるほうがいい」と信じ、必要以上に水分を摂取している人がいます。**

そうして余分に水分をとった結果、尿が適正量以上に作られる「多尿」になってしまうのです。

水分をとらなすぎるのも、脱水症状を招くのでよくありません。でも、水分にも適正な摂取量というものがあります。

【1日の水分摂取量の目安】

体重60kgの人なら、1日の適正な水分摂取量は次のとおりです。

- **食事に含まれる水分で1ℓ**
- **それ以外の飲み物で1~1・5ℓ**

合計で2~2・5ℓ、2ℓのペットボトルなら、1~1と1/4本分です。

念のために言っておきますが、「お酒」も水分量に含めて計算します。

とり入れる水分の総量を見直す

「朝起きてすぐに飲む1杯の水は、体への水分補給だけでなく、体を目覚めさせる大きな役割を果たします」

「高齢者は脱水症状になっても気づかないので、喉が渇いていなくても、こまめに水を飲みましょう」

などと、あちこちで水分補給がすすめられています。そのために、知らず知らずのうちに、2ℓのペットボトル1～1と1/4本分を超える水分を1日にとっている場合があります。

また、このような習慣がある人は、水分をとりすぎているかもしれません。

□コーヒーを1日に3杯は飲まないと気が済まない

□毎日、晩酌は欠かせない

□デトックスのために、ハーブティーをよく飲むようにしている

□健康のために生野菜をたくさん食べるようにしている

生野菜には「ほとんどが水分」というものもあります。たとえば**レタスもキュウリも、約9割が水分**です。キュウリ1本が100gだとすると、1本食べただけでも約90mlの水分をとったことになります。

果物も同じです。スイカもメロンもイチゴも約9割が水分ですから、**大きめにカットされたスイカを食べたら、それだけで200mlの水分をとったことになります。**残念ながら「みずみずしい果物」ほど要注意というわけです。

野菜や果物は体によいですが、その代わりに水分摂取量を調整しましょう。

いかがでしょうか？　あなたは水分をとりすぎていませんか？

尿の量を増やす4つの成分

「利尿作用」という言葉をご存じでしょうか。

利尿作用というのは、尿が出るのを促す働きです。利尿作用のある飲食物をたくさんとると、尿の量が増えて、トイレが近くなります。ですから外出先のトイレが心配な人は、外出前には利尿作用のある飲食物を控えるといいでしょう。

カフェイン、アルコール、カリウムに要注意

「カフェイン」や**「アルコール」**には利尿作用があります。膀胱を刺激する働きもあるので、尿意をもよおしやすくなります。

また、野菜や果物によく含まれている**「カリウム」**にも利尿作用があります。

カフェインの多い飲み物は、**コーヒー、紅茶、日本茶、烏龍茶、エナジー**

ドリンクなどです。

「炭酸飲料」や**「柑橘系飲料」**も、膀胱を刺激すると言われているので注意が必要です。

さらにお酒にもカリウムが含まれているものがあるのです。

もし、お酒を飲む習慣があるのなら、カリウム含有量の少ない焼酎、ウイスキー、日本酒にするほうがいいでしょう。もちろん、アルコールなので、とりすぎには注意が必要です。

ワインや紹興酒《しょうこうしゅ》はカリウムが多く利尿作用があり、ビールは炭酸が膀胱を刺激します。

尿トラブルの観点から、**「一番おすすめできない」のはレモンサワーです。**アルコール・炭酸・柑橘系と三拍子そろった利尿作用の宝庫といえるのです。

尿トラブルの視点からも塩分控えめが◎

「塩辛いものを食べたら喉が渇いた」という経験があるでしょう。

塩（塩化ナトリウム）をとると、血液中のナトリウム濃度が上がります。ナトリウム濃度が上がりすぎると神経に影響し、ひどくなると重篤な病気にもなります。

体は防衛本能として、体の中の水分を使ってナトリウム濃度を下げようとします。それが「喉が渇く」という現象になるのです。

喉が渇いたら、当然水分をとりますよね？　つまり、塩分のとりすぎは水分のとりすぎになるということです。逆から言えば、**塩分を控えれば喉が渇かなくなり、水分をそれほどとらずに済みます。**

高血圧の人なら、血圧も下がるから一石二鳥でしょう。

「夜間頻尿」はこれでよくなる

寝ている最中に、何回もトイレに行きたくなる人は**「夜間頻尿」**です。

夜間頻尿の3つの大きな原因は、夜の尿量が増える「夜間多尿」と、「加齢や過活動膀胱、前立腺肥大の影響」、そして「睡眠障害で眠りが浅くなること」です。

そのなかで最も多いのが夜間多尿で、原因として挙げられるのは、**尿として排出されるべき水分が下半身にたまってしまうこと**です。「足がむくむ」という状態です。

そんな場合は、以下の対策が役に立ちます。

①寝る前3時間は、水分を控える

水分はとってから3時間で尿になります。逆算すると、**就寝3時間前までに飲食をやめ、寝る直前にトイレに行けば、睡眠中のトイレを減らすことができます。**

喉が渇くようであれば就寝前でも水を飲んでかまいませんが、そうでなければ就寝前3時間の水分は控えましょう。

お酒は早めに切り上げて、量はほどほどに。寝る3時間前にはストップするといいでしょう。

②寝る直前は「とる」ではなく「出す」

寝る直前は、水分をとるのではなく、出すことを心がけてください。つまり、**尿をしっかり出してから寝る**、ということです。

「夜、トイレに行ったら、出た分だけ水を飲みなさい」と言われたことがあるかもしれませんが、そんな必要はまったくありません。

寝る前に出したい「下半身にたまった水分」

夜中に何度もトイレに行く夜間頻尿の人は、**ふくらはぎの筋肉が弱っている**のかもしれません。

加齢、運動不足、立ちっぱなし、座りっぱなしなどで「ふくらはぎのポンプ作用」が弱ると、重力で下半身に水分がたまってしまいます。そうなると、横になっている睡眠中に、下半身にたまった水分が上がってきて尿になるのです。

そういう人は、「足のむくみ」を取る、次の方法をお試しください。**寝る3時間前までに行うのが効果的**です。

① 足を上げてあお向けに寝ころぶ

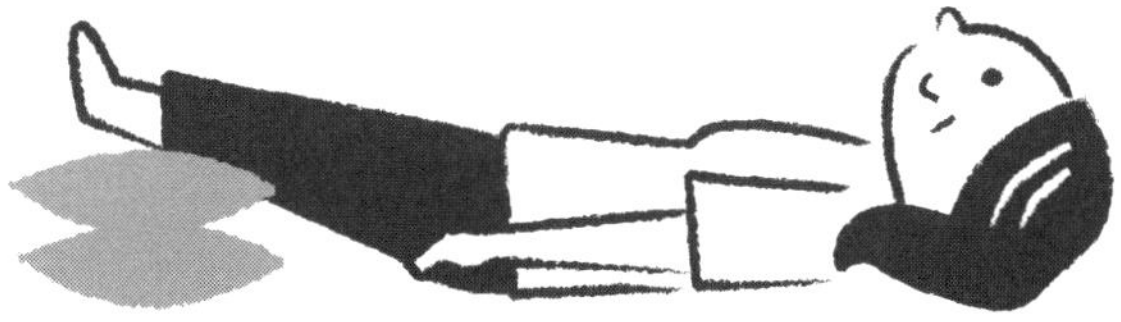

座布団などで足を高くして、あお向けになります。
15分間そのまま続けてみましょう

座布団などを使い、足を10㎝以上高くして、あお向けになります。15分間その姿勢を続けましょう。それだけで下半身にたまった血液やリンパ液が心臓へ戻り、寝る前に余分な水分を排出できます。床につく3時間前までに行います。

簡単な方法ですが、効果的です。

毎晩3~4回トイレで目を覚ましていたのに、この方法をお伝えして、実際にやってもらった次の夜から、ピタリとトイレ通いがなくなったという女性もいます。

熟睡できずに昼間眠くてしかたなかったそうなので、とても感謝されました。

②ふくらはぎのマッサージをする

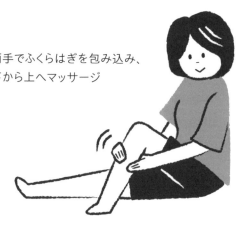

手を使って、ふくらはぎのポンプ作用を手助けするのが、マッサージです。**両手で輪をつくるようにしてふくらはぎを包み込み、下から上へ、少し圧をかけるようにもみ上げます。**

これも就寝の3時間ぐらい前に、左右それぞれ10分程度行うといいでしょう。**かかとを上げ下げするだけでも同じ効果がある**ので、立ち仕事の人は、仕事中にも手軽に行えますね。

③「弾性《だんせい》ストッキング」を履く

ふくらはぎのむくみを防ぐストッキングがあります。「弾性ストッキング」と呼ばれるもので、医師もその効果を保証しています。

弾性ストッキングは、足首付近の圧迫力が最も強く、上に向かうほど圧迫力が弱くなっています。重力で水分が下に移動するのを防ぎ、足元から血液が上に戻るのを促すのです。

弾性ストッキングは、薬局などで購入できます。いろいろなタイプがありますが、ハイソックスタイプがいいでしょう。起きてから夕方まで履いていていいのですが、圧迫感が強すぎると感じたら時間を短くしてかまいません。

ただし、心臓病や糖尿病のある人は、医師に相談してください。

④ ゆっくり湯船に浸かる

湯船に張った温かいお湯に浸かれば、全身の血液が循環しやすく、むくみが取れやすくなります。また、体に水圧がかかるので、足のむくみが和らぎます。

ゆっくり浸かれば、余分にたまった水分も汗として出ていきます。体が温まれば、冷えが原因の頻尿や尿もれも改善します。

寝る直前ではなく、2時間前までに入浴しましょう。**寝る直前に入浴すると、かえって寝ている間に尿が排出されやすい状態になり、トイレに行きたくなってしまいます。**

また、体が少し冷《ひ》えたほうが、寝つきがよくなります。

入浴は少なくとも寝る2時間前までに済ませ、寝る前にトイレで水分を排出する。そうすれば、夜間頻尿を防げます。

肥満と尿トラブルとの切っても切れない関係

頻尿の原因は、水分のとりすぎだけではありません。高血圧や糖尿病なども、頻尿の原因になります。

そして、**「肥満」は、頻尿にも、尿もれにも直結します。**

肥満の人はお腹の脂肪が厚く、それが膀胱を圧迫するのです。下腹を押されると尿意をもよおしますよね。その状態がずっと続いているようなものなのです。

また、お腹の脂肪はそれなりに重いので、それが骨盤底筋にも負担をかけ、骨盤底筋が緩む原因になります。

笑ったり、咳をしたりすることで起こる尿もれや、トイレが近くて困っているなら、肥満気味の人は体重を減らしましょう。**体重の5%、たとえば60kgの人なら3kgの減量で効果が出ます。**ですから、BMI（※）が25以上の人は、ぜひ体重の4～5%を落とすことを目指してください。

さらに、太っていて、夜中にトイレで何度も起きる。こんな人は、もしかしたら**「睡眠時無呼吸症候群」**によって目が覚めて、目が覚めるからトイレに行きたくなるのかもしれません。

睡眠時無呼吸は、肥満の人ほど起こりやすい症状です。

ですから、体重を減らして睡眠時無呼吸がなくなれば、夜中に目覚めなくなり、トイレに行くこともなくなるでしょう。

※BMI…体重（kg）÷身長（m）÷身長（m）で計算

とりあえずその場をやり過ごすヒント

尿トラブルの一番の解決策は、それを治すことです。でも、治療にはならなくても、とりあえずその場で対処できることもあります。**根本的な解決にはならなくても、〝今日のトラブル〟が回避できることを知っているだけ**でも、気持ちが軽くなりませんか？

体を締めつける服は着ない

「尿をもらしやすい服」というものがあります。

腹部をキュッと締めつけるようなスカートやズボン、ガードルや補整下着などは、常に腹圧をかけて膀胱を圧迫しているようなもの。避けるほうがいいでしょう。

男性がぴっちりしたズボンを履いていると、尿道の曲がったところに尿がたまって、後でチョロッともれてくることがあります。トイレの後に、下着やズボンにシミをつけてしまうのは、これが原因です。医学的には**「排尿後尿滴下《はいにょうごにょうてきか》」**と呼びます（170ページ）。

そういう人は、ファスナーを十分に下ろせる、ゆったりしたズボンを履くほうがいいでしょう。きついベルトを締めるのもすすめません。

あるいは、ぴっちりしたズボンを履いているときは、個室に入って排尿するのも効果的です。

体を冷やすことも、トイレに行きたくなる原因の1つです。女性のショーツはおへそまで隠れるタイプがいいでしょう。

男女とも冬場は特に、服も暖かいものにして、冷えを避けてください。

お腹に力が入る要注意行動

お腹に力が入るともれてしまう人は、腹圧のかかる動作を知って、それを避けることで生活の不便や不快を減らすことができます。動作自体を避けることができなくても、この動作をする瞬間に下半身に注意を向けるだけで、ずいぶん、もれのリスクを回避できます。

腹圧がかかるのは、次のような動作です。

- **くしゃみ、咳をする**
- **笑う**
- **「よっこらしょ」と立ち上がる**
- **走る**
- **重い荷物を持つ**
- **思いきりハッと息を吸い込む**

・なにかを思いきり引っ張ったり押したりする
・歌う、管楽器を吹く
・腹筋運動をする

くしゃみや咳を我慢するのは、なかなか難しいかもしれませんが、「ハックショーン!!」とダイナミックにするのではなく「くしゅっ」と控えめにするだけでも違います。心がけてみてください。

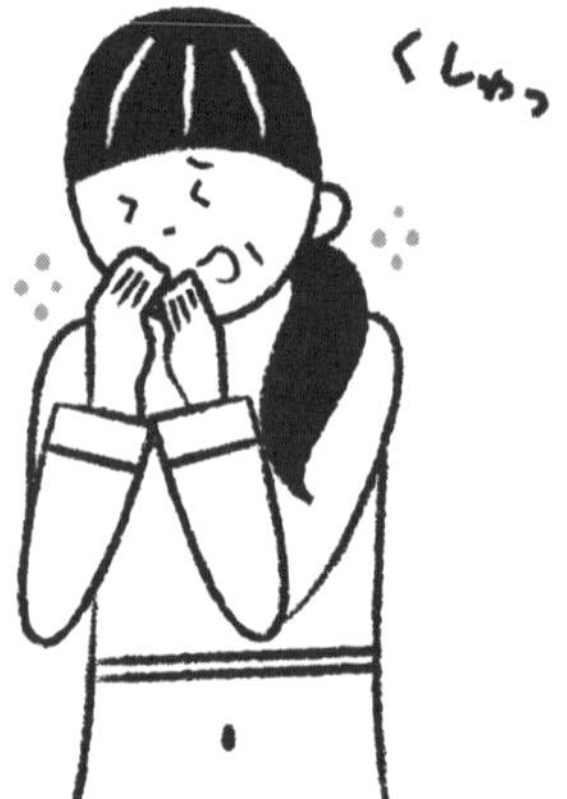

……

排尿後のちょいもれ男性は「ミルキング」を

「尿をした後に〝ちょいもれ〟して、ズボンにシミをつけた」

男性の3人に1人が、こんな経験があるとされます。早い人は30〜40代で、多くの人が50代前半で経験しています。1日に何度もやってしまう人もいれば、月に数回という人もいます。

排尿後のちょいもれは、尿道にまだ尿が残っているために起きます。男性は尿道が長いので、湾曲した部分に尿が残るのはしかたないこと、それが後から少しもれるのもしかたのないことです。

そんな男性には、**「ミルキング」**という対処法があります。

排尿後、尿道に残っている尿を指でこそぐように絞り出して、ティッシュやトイレットペーパーで受け止めるのです。そうすれば、下着やズボンを汚しません。個室に入って行うとよいでしょう。

「ミルキング」のやり方

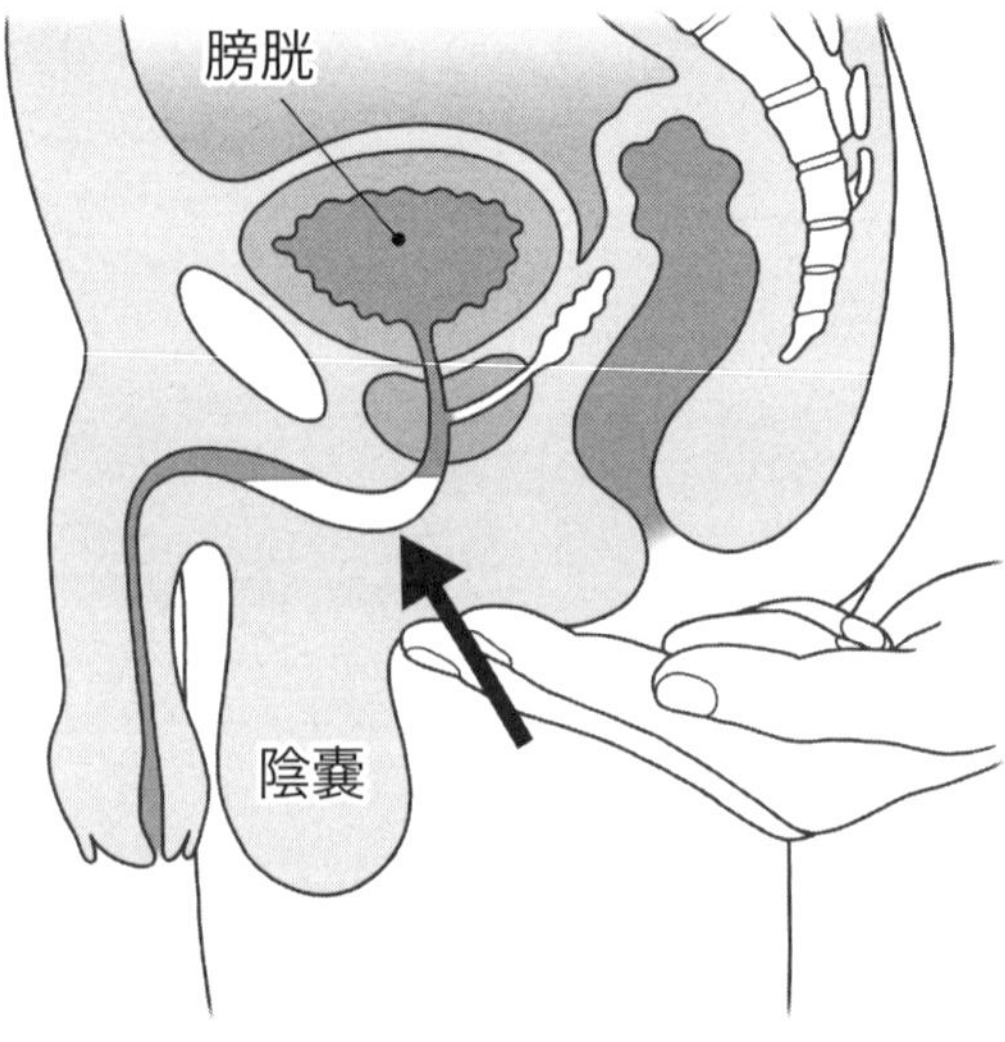

排尿後、陰嚢の裏側の付け根の部分を指で押して、こそぐように尿を絞り出す

まずは、大きく深呼吸を

緊張したら、トイレに行きたくなった。あなたも、こんな経験があるでしょう。事実、泌尿器の問題ではなく、心理的な問題でトイレが近くなることもあります。

「人前で話す場面の前にトイレに行きたくなる」
「交通渋滞に巻き込まれるとトイレに行きたくなる」

などなど。

精神的なストレスがあると、まだ膀胱に尿がたまっていなくても、脳の中にある〝排尿中枢〟が刺激されてしまうことがあります。脳はとてもデリケートなのです。

仕事のプレッシャーや、「外出先でトイレがなかったらどうしよう」などという不安による〝心因性の頻尿〟もあるのです。

気持ちの持ち方を変えるのは難しいかもしれませんが、「心因性の頻尿かも」と思う事態に遭遇したら、**まずは、大きく深呼吸を。テレビやスマホなどに集中するのも、心因性の尿意を防ぐ一助になります。**

心因性の頻尿は体質でも病気でもありません。そもそも、本当に膀胱に尿がたまっているわけではないのです。どうか、安心してください。

2章と3章でご紹介してきたトレーニングと生活習慣の改善で尿意をコントロールできるようになれば、自信もついてくるはずです。その自信が、心因性の頻尿も遠ざけてくれます。

漢方薬とサプリメントの話

頻尿や尿もれ対策で、よく使われる漢方薬があります。

女性の過活動膀胱や頻尿には「牛車腎気丸《ごしゃじんきがん》」、男性の前立腺肥大症には「八味地黄丸《はちみじおうがん》」という漢方薬です。残尿感や排尿痛には「猪苓湯《ちょれいとう》」が使われることもあります。

薬局でも買える漢方薬ですが、体質に合わない場合もあります。不安なら、飲み始める前に、一度、詳しい専門家のいる医療機関で相談するのがよいでしょう。

サプリメントを試すという方法もあります。前立腺肥大症には「ノコギリヤシ」というヤシ科のハーブから作られたサプリメントが、女性のくり返す膀胱炎には「クランベリー」のサプリメントが効果があると言われます。

ただし、サプリメントは医薬品とは違います。必ず効果があるとは限りません。また、特定の成分が強く入っていることで、思わぬ副作用があることも知っておいてください。

立ってする？　座ってする？

日本排尿機能学会が「男性が家で尿を立ってするか、座ってするか」を調べたところ、「若者は座って、高齢者は立って」と傾向が分かれました（2023年調査）。分岐点は60代で、60代は「立つ派」と「座る派」が半々でした。

ちなみに、どちらが「体にいい」ということはありません。いくつかの研究でも、「もともと出にくい人は、座るほうが腹圧がかかっていい」という結果と、逆に「座ってすると尿が残る」の報告があります。

座ってすると切れが悪いという男性は、前かがみの姿勢で腹圧をかけるといいですよ。

なお、子どもが高い便座に座って足がぶらぶらしていると、尿が出にくくなります。足を床や台につけると出やすくなります。

寝たまま排尿する要介護者は、あお向けだと出しにくいようです。寝たきりでも、うつぶせか横向きになってもらうと出しやすくなります。

4章

セルフケアが効くのには訳がある
「さまざまな尿トラブルと原因」

「骨盤底筋」は内臓のハンモック

2章で「骨盤底筋トレーニング」をご紹介し、「回数が大事」だと伝えました。なぜこのトレーニングが効くのか、解説しましょう。

「骨盤底筋」とは、正確には**「骨盤底筋群」**といい、10種類もある小さな筋肉の集合体です。

骨盤底筋は骨盤の底にあって、坐骨《ざこつ》から恥骨《ちこつ》の間でハンモックのようになっています。それぞれの筋肉はお互いに連動していて、骨盤の中にある臓器（膀胱、直腸、子宮など）を下から支えています。

男性の骨盤底筋には2か所、女性の骨盤底筋には3か所の穴があって、それぞれに管が通っています。男性の管は「尿道」と「（肛門に至る）直腸」、女性はそれに「膣」

ハンモックのように臓器を支える骨盤底筋

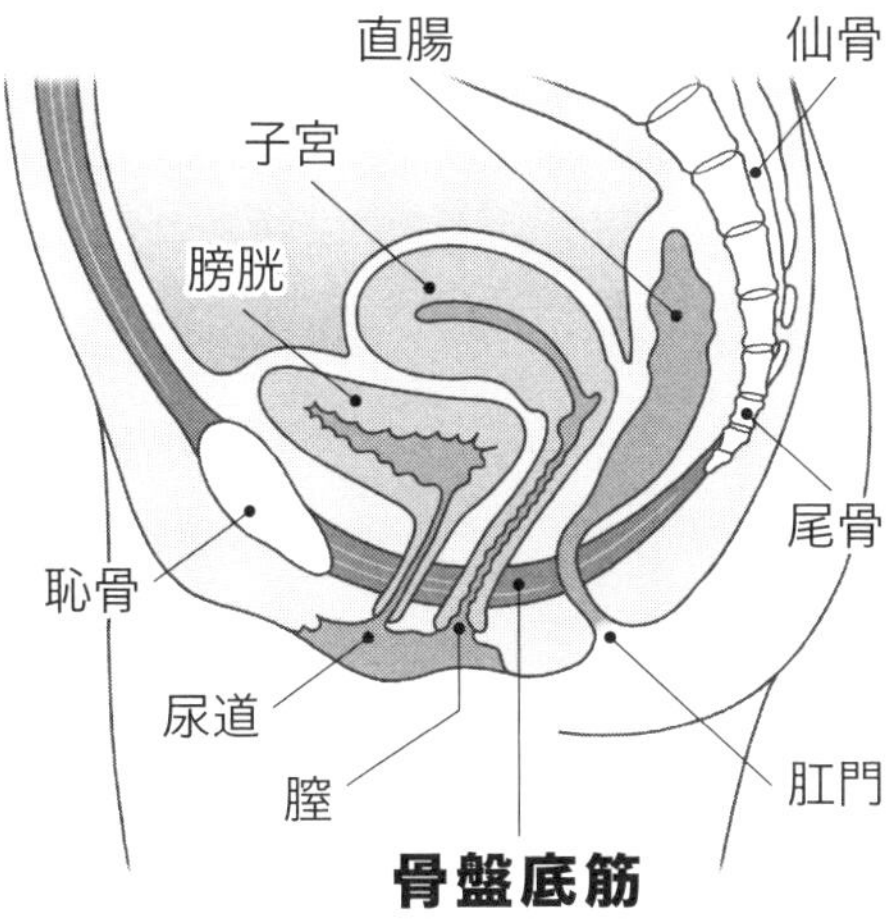

このイラストは
女性の場合

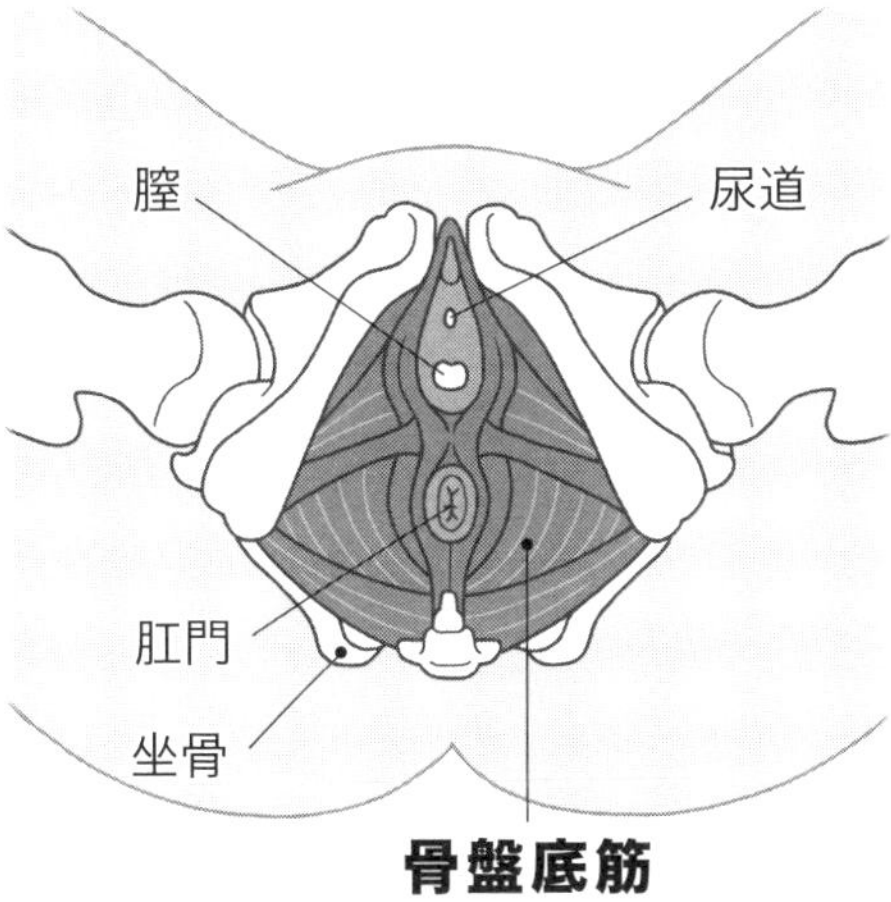

女性の骨盤底筋を
下から見たところ

が加わります。

大事な尿道と膀胱の〝角度〟

骨盤底筋が緩む原因は、

- **加齢**
- **運動不足**
- **便秘**
- **肥満**

などです。**骨盤底筋が緩めば、膀胱や尿道なども下のほうに落ちてきます。**

膀胱や尿道が下に落ちてくると、膀胱と尿道の角度が変わります。骨盤底筋がしっかりしているとき、この角度は約90度です。

ところが**骨盤底筋が緩んでくると、そこが鈍角化し、そのせいで尿**

が出やすくなります。角度がなくなって直線に近くなると、腹圧性尿失禁（154ページ）が起こりやすくなります。

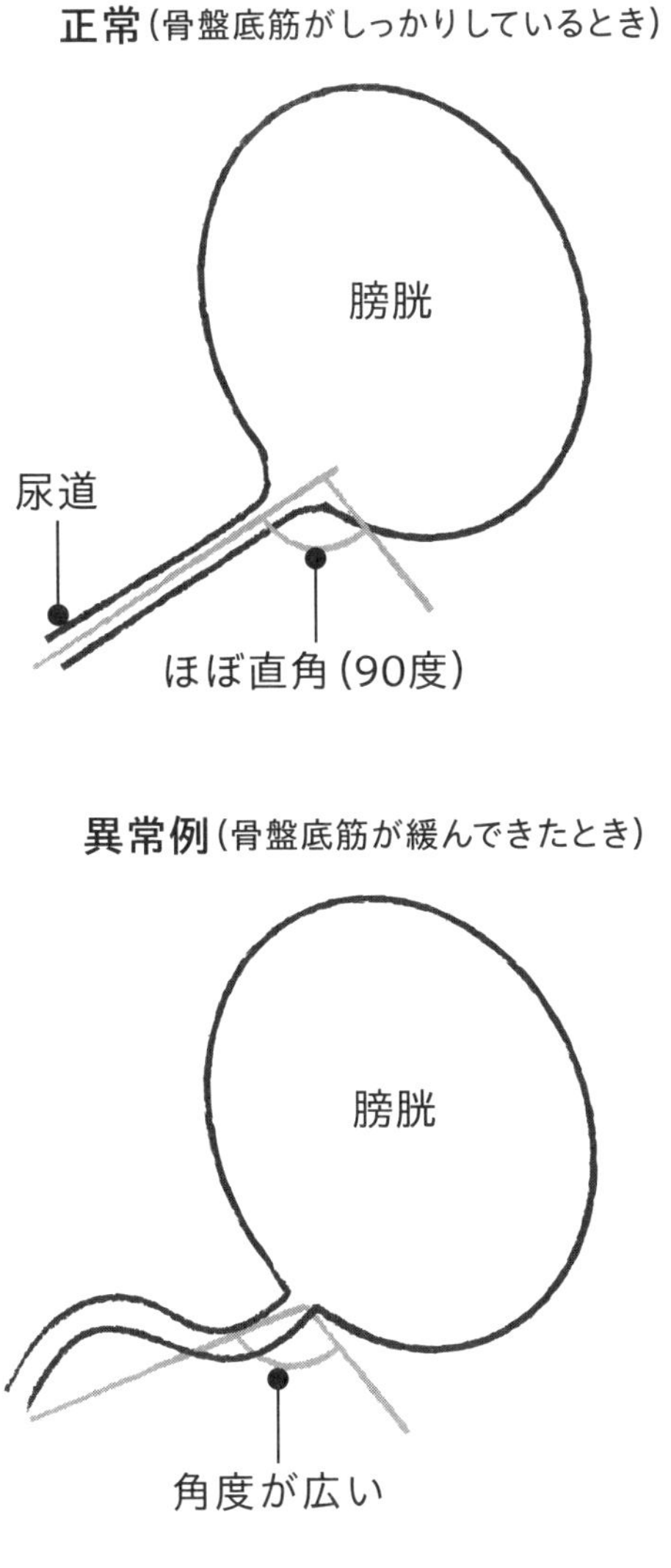

角度（後部膀胱尿道角）が直角なら正常、
角度が鈍化するともれやすくなる

骨盤底筋の緩みすぎで起こる「骨盤臓器脱《こつばんぞうきだつ》」

女性は出産や女性ホルモンの分泌低下も、骨盤底筋が緩む原因になります。ですから**更年期の女性は、おしなべて骨盤底筋が緩みがちです。**

女性の骨盤底筋が支えている臓器には「膣」もあります。骨盤底筋が緩んで骨盤内にある臓器が下がってくると、その臓器が膣から出てくることがあります。これが**「骨盤臓器脱」**です。骨盤臓器脱が重症になると手術が必要になることもあるので、できるだけ予防したいものです。

骨盤臓器脱を自覚していない女性が多いのですが、おそらく女性の1割には起きていて、軽症も含めれば、出産経験のある女性の2~3割にはあるようです。

骨盤臓器脱は、尿がチョロチョロもれる溢流性《いつりゅうせい》尿失禁（163ページ）の大きな原因になります。

空中に浮くように支えられている膀胱

骨盤臓器脱のイメージ

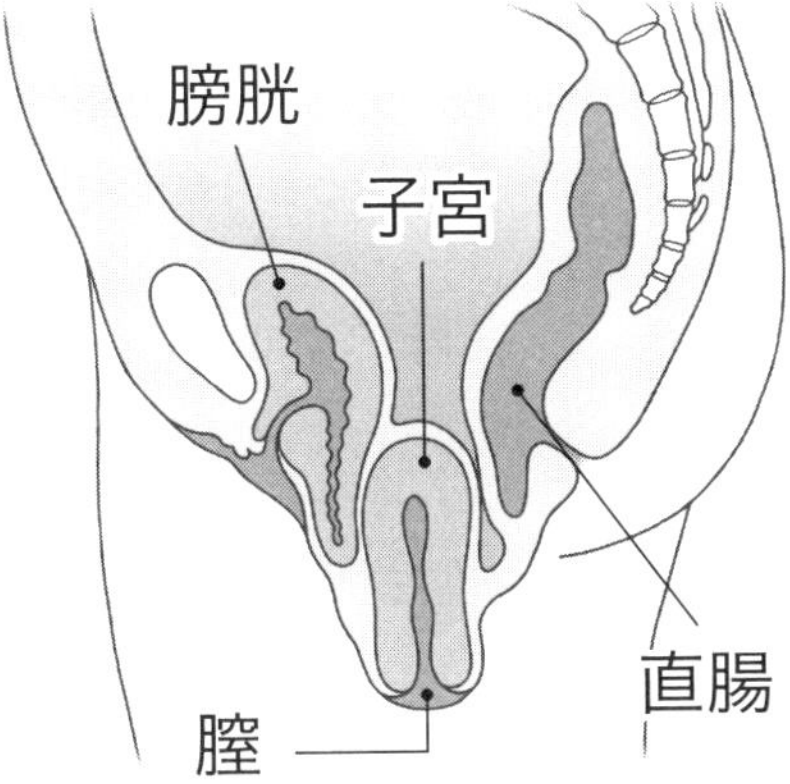

骨盤臓器脱の1つ「子宮脱」は、このように膣から子宮が下りてくる

「膀胱や直腸や子宮などの臓器は、骨盤底筋で支えられている」と表現してきました。

でも正確に言うと、**それらの臓器は「何種類もの〝骨盤筋膜《こつばんきんまく》〟によって、空中に浮くように支えられている」**のです。

骨盤筋膜と聞くと「膜」をイメージするかもしれませんが、実際は臓器と臓器の間にある「靭帯《じんたい》」のようなものです。靭帯とは、コラーゲンが主成分の強い弾力性のある繊維の束です。

つまり、膀胱などの臓器は、下から骨盤底筋で支えられているだけではなく、上から骨盤筋膜によっても支えられているのです。

船のドックをイメージしてください。ドックでは修理する船が倒れないように、ワイヤーで支え、水を張るのが基本です。もしも水を抜いてワイヤーだけで支えるとしたら……、おそらく支えきれずに船が倒れてしまうでしょう。

骨盤底筋と骨盤筋膜の関係も同じです。膀胱を吊しているのは骨盤筋膜で、下の骨盤底筋がそれを支えています。骨盤底筋が弱くなると、骨盤筋膜の負担が大きくなることは、想像できますよね?

膀胱はドックに係留された船のよう

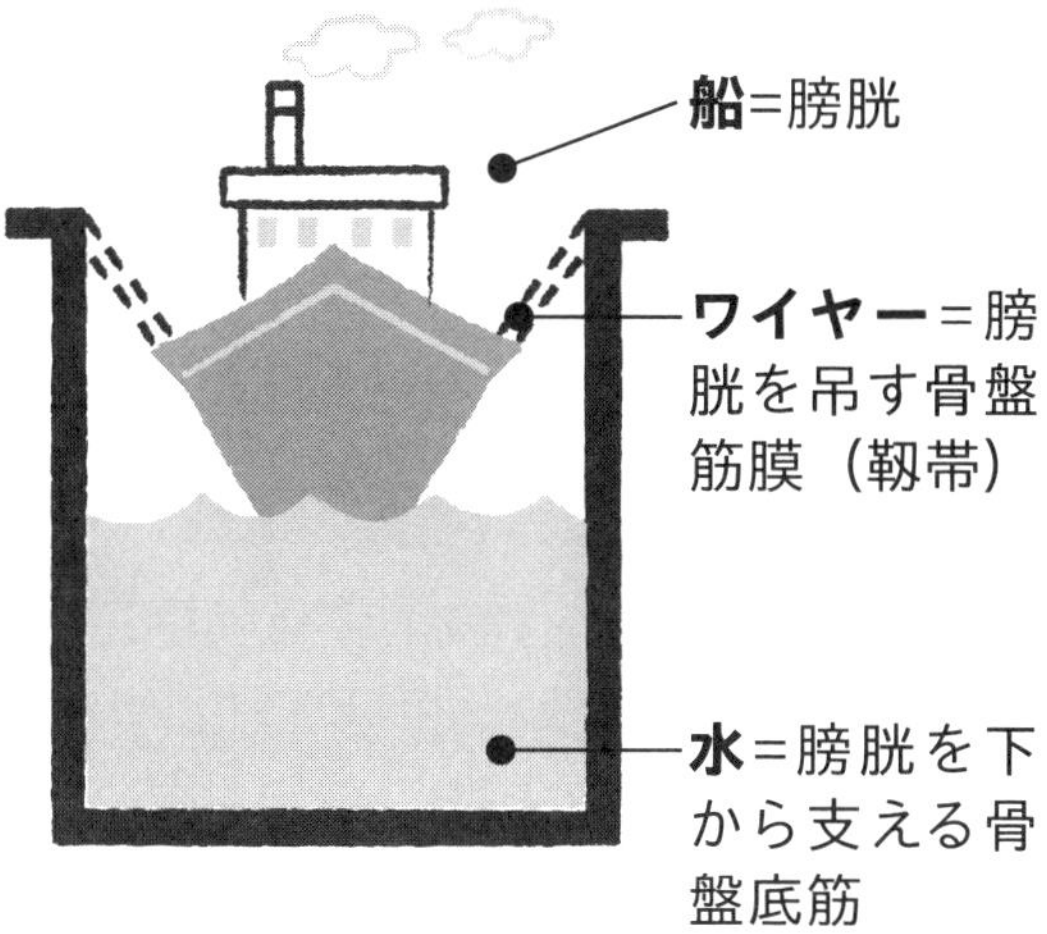

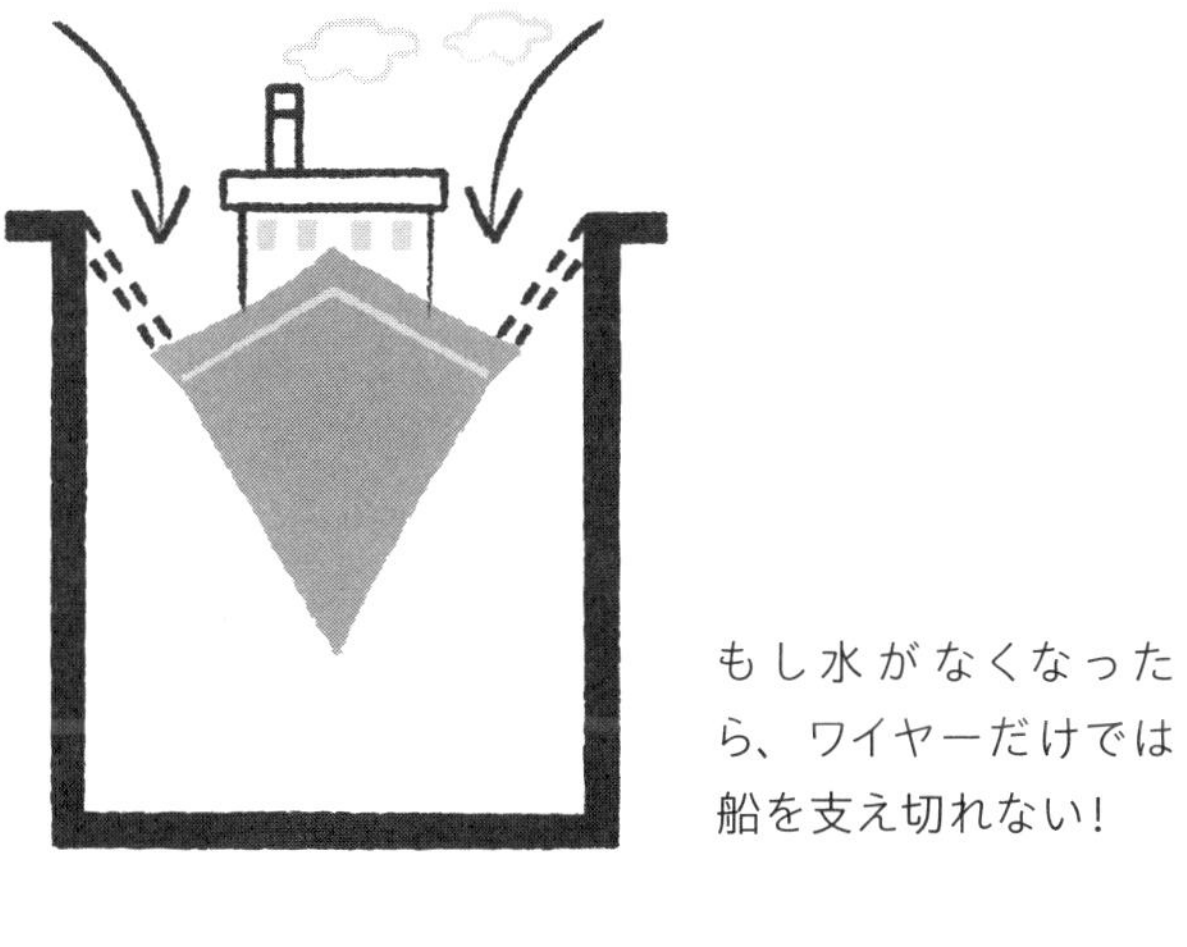

骨盤底筋がしっかりしていないと、骨盤筋膜だけで膀胱を支えるのは難しくなります。

しかも骨盤筋膜も、出産や加齢によって弱っていきます。靭帯のコラーゲンや弾性繊維が減って、骨盤筋膜は引き裂かれたり伸びたりしてしまいます。そして、骨盤底筋への負担が増えてしまうわけです。

ですから、**骨盤底筋を鍛えて、骨盤筋膜への負担を減らさないといけないのです。**

だから骨盤底筋トレーニングが効く

尿もれや頻尿などの症状には、骨盤底筋がかなり直接的に関わっています。

本来なら、腹圧がかかっても骨盤底筋は動かないものです。ところが骨盤底筋が弱くなっている人は、その筋肉群が沈み込んでしまうのです。

だからこそ、**骨盤底筋トレーニングを続けていくと、腹圧がかかっても骨盤底筋が異常な下垂をしなくなります。**

そして、**尿道括約筋を締める力が鍛えられます。**拡げる力は鍛えられませんが、**締める力が強くなれば、尿もれはかなり解決します。**腹圧性尿失禁はもちろん、過活動膀胱が原因の頻尿（切迫性尿失禁）、男性のちょいもれや排尿後尿滴下（170ページ）などにも有効です。

なお、骨盤底筋が緩むことで尿トラブルが起きる人のなかで最も多いのは、**出産後の女性**です。

膀胱は脳とつながっている

通常、尿が150〜200㎖ぐらいたまると「トイレに行こうかな」という程度の尿意を感じ始めます。尿が300〜400㎖ぐらいたまると「トイレに行かないともれちゃう！」という最大尿意を抱きます。

ところが**年をとって尿道括約筋が衰えると、150〜200㎖の量でも、最大尿意を抱くようになってしまいます。**つまり、普通の人の半量で膀胱が「緊急事態」のサイレンを鳴らすのです。

このような「尿意をもよおす」という現象は、膀胱が尿で引き伸ばされたことを、脳の「排尿中枢《はいにょうちゅうすう》」が察知して起こります。

膀胱に尿がたまったことを脳の排尿中枢に伝えるのは脊髄《せきずい》と「末梢神経《まっしょうしんけい》」です。

末梢神経には「体性神経」と「自律神経」があります。自律神経は自動的（自律的）に機能している神経で、自分では動かせない不随意筋（平滑筋）を支配しています。

その自律神経には、体を活動的にする「交感神経」と、体を休ませる「副交感神経」があります。

・**排尿するとき…尿道括約筋が緩み、副交感神経が働いて膀胱が収縮します**
・**尿意を我慢するとき…尿道括約筋が収縮し、交感神経が働いて膀胱が弛緩します**

94ページで、**「会陰さすり」**をご紹介しましたが、これは、皮膚に優しい刺激を与えることで、副交感神経の働きを弱める＝尿意を抑える方法です。

神経と排尿の仕組みを利用して、尿意を我慢できるようにするトレーニングというわけです。

悩む人が最多！「夜間頻尿」の正体

数ある尿トラブルのなかで、最も悩んでいる人が多いのが**「夜間頻尿」**です。40歳以上の女性で62・1％（2580万人）、男性で71・4％（2640万人）、全体では66・7％もの人に夜間頻尿があるとされます（「日本排尿機能学会2023年疫学調査」より）。

「夜寝てから朝起きるまでに、トイレのために1回以上起きる」

これが『夜間頻尿』の定義です。

ただし、起きる予定時刻の少し前に「トイレに行きたいと思って目覚め、トイレに行ったら寝床には戻らない」のは「1回」に数えません。**トイレの後でまた眠ったと**

きを「1回」と数えます。

「1回起きるだけ」なら、それほど困らない人が多いかもしれません。実際、あまり心配しなくてもいいと思います。**困るのは、2回、3回、それ以上起きる場合です。**

なぜなら、夜間頻尿は睡眠の質を落とすので、昼間の活動に影響が出るからです。**日常生活に影響することが、夜間頻尿の最も大きな問題**です。

睡眠には**「深い眠り（ノンレム睡眠）」**と**「浅い眠り（レム睡眠）」**の2種類の状態があります。ノンレム睡眠とレム睡眠は交互に現れるもので、7時間眠るとしたら、ひと晩の眠りのなかでノンレム・レムのサイクルが4〜5回くり返されます。

最低3時間は眠らないと、1サイクルは回りません。**トイレのために何度も起きる人は1サイクルを確保できないので、睡眠の質が落ち、寝不足状態になるのです。**

夜間頻尿の原因は重なりがち

夜間頻尿に悩む人の数が多いのは、原因が2つも3つも重なりがちだからです。主な原因は、次のようなことです。

原因① 加齢により「夜は尿を作らせないホルモン」が減る

本来なら夜間の尿量は、日中の尿量に比べると極端に少ないのです。睡眠中には「抗利尿ホルモン」という「尿を作らせない物質」が分泌されて、腎臓から出る水分量が抑制されるからです。

ざっくり言うと1日の3分の1は寝ているので、抗利尿ホルモンの働きがなければ、夜に1日の3分の1に当たる量の尿が出ることになります。

1日の尿量が1500㎖なら夜に500㎖出る計算ですが、そんなに出るなら睡眠中に1～2回は起きるでしょう。

起きなくて済むのは、抗利尿ホルモンが出ているからです。

夜の尿量は、どれくらいでしょうか。夜、トイレに行くのであれば、そのときに出た量を測って、それを1日の尿量で割り算すると、**「夜間尿量率」**がわかります。

これが33％以上あると、**「夜間多尿」**です（測り方は186ページにあります）。

実は、**若いときには就寝中にたくさん分泌されていた「抗利尿ホルモン」も、加齢とともに減っていきます。**そのため、夜に作られる尿量が増えるのです。

この「抗利尿ホルモン分泌の低下」による夜間多尿が、夜間頻尿の原因になるわけです。

なお、**就寝前の「水やアルコールの飲みすぎ」**も、夜間多尿の原因になります。

さらに**「糖尿病、高血圧、心不全などの病気がある」**ことも、原因の1つになります。

原因② 下半身にたまった水分が、うまく排出されない

「足のむくみ」があるなら、それが夜間多尿につながっている可能性があります。

本来、ふくらはぎには心臓と同じような〝ポンプ作用〟があります。ポンプ作用により、下半身の水分が上半身に戻され、水分は体内を循環するのです。

ところが**運動不足や加齢**で、ふくらはぎのポンプ機能が落ちることがあります。すると、**体を起こしている昼間に、本来は尿として排出されるはずの水分が下半身にたまったままになります。**

そして夜、体を横たえると、たまった水分が上半身に戻ってくるため、心臓が「水

分が余っている」と判断して、それが尿になってしまうのです。

特に出産した女性や妊娠中の女性は、リンパ液や血液の流れが悪くなるので、この現象が起きやすくなります。

原因③「睡眠時無呼吸症候群」の可能性

睡眠障害のなかで最も注意すべきは「睡眠時無呼吸症候群」です。

ほうっておくと**心不全、狭心症《きょうしんしょう》、心筋梗塞、脳卒中、腎不全、ED（勃起障害）**などの病気を誘発することもあります。

実は、**夜中に3～4回目が覚めてトイレに行くのは睡眠時無呼吸症候群の典型的な症状**でもあります。

夜間頻尿のほとんどは自力で治せる

夜間頻尿は、ほうっておくとやっかいな症状ですが、ほとんどはよくなります。具体的な対策は2章の「会陰さすり」（94ページ）と「夕方の早歩き」（97ページ）、3章でご紹介した生活改善（水分のとりすぎを避け、水分摂取のタイミングを適切にすること、足のむくみを取ることなど）が有効です。

ただし、夜間頻尿の原因が、高血圧などの持病にあることもあります。

ごくまれですが、抗利尿ホルモンの作用システムが壊れて、夜に薄い尿がたくさん出る病気もあります。

また、生まれつき抗利尿ホルモンの分泌が悪い病気もあります。

セルフケアで改善しない場合、このようなケースも考えられるので、泌尿器科を受診してください。

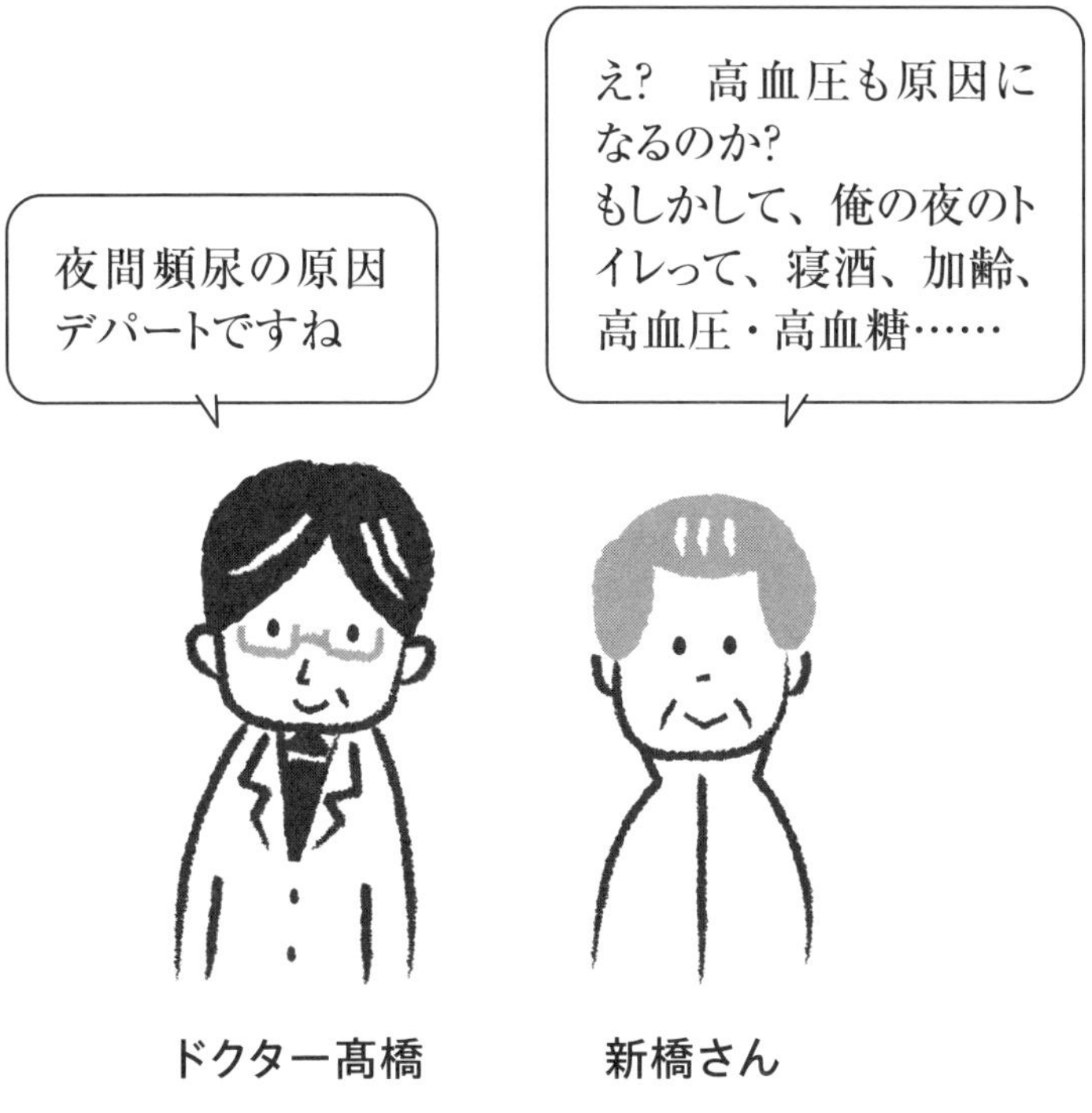
夜間頻尿の原因
デパートですね
え?　高血圧も原因に
なるのか?
もしかして、俺の夜のトイレって、寝酒、加齢、
高血圧・高血糖……
ドクター髙橋
新橋さん

女性に多い「腹圧性尿失禁」

物を持ったとき、咳やくしゃみをしたとき、笑ったとき。このような、**お腹に力が入ったときに起こる尿もれは「腹圧性尿失禁」**と呼ばれます。

主な原因は2つ、**「尿道括約筋の衰え」と「骨盤底筋の緩み」**です。

腹圧性尿失禁が現れるのは、ほとんど女性です。女性は尿道が短く、出口まですぐなので、少しお腹に力が入っただけで尿が出やすいからです。特に、

- **40歳以上**
- **肥満ぎみ**

・2回以上の経腟分娩の経験がある

こんな女性に、よく出る症状です。尿道を締めている「尿道括約筋」が「腹圧」に負けてこじ開けられてしまい、尿がもれ出やすいのです。

尿道括約筋の「括」の字は、「くくる」とも読みます。**加齢や出産などによって、文字どおり「括る力」が弱まってしまった尿道括約筋は、尿道を締めることが難しくなり、少しの腹圧にも負けてしまいます。**

しかも、骨盤底筋が緩んでくると膀胱や尿道が下がってきて、骨盤底筋は尿道をしっかり支えられなくなります。そうなると、尿道はグラグラして、うまく閉じることができません。

対策は「骨盤底筋トレーニング」と「減量」

腹圧性尿失禁には、骨盤底筋トレーニングと減量が有効です。

骨盤底筋がしっかりしていれば、腹圧がかかるのと同じタイミングで、尿道を閉鎖させる尿道括約筋の圧が上がります。

ですから腹圧に負けて、尿がもれ出ることはありません。

骨盤底筋が鍛えられれば、尿道括約筋の締める力も戻ってきて、尿道を閉じることができるようになります。

膀胱に腹圧がかかり続けていると、それだけで膀胱や内臓が骨盤のほうに下がることがあります。骨盤底筋トレーニングは、それに抵抗することにもなります。

なお、**肥満体だと、少しの振動でも膀胱が圧迫されます。**運動やダイエットで脂肪を減らすことができれば、お腹が膀胱を圧迫することがなくなります。お腹の重さで骨盤底筋に負担がかかり、骨盤底筋を緩ませることも防げます。

対策がひと目でわかる「尿トラブル一覧表」

ここまで夜間頻尿と腹圧性尿失禁について見てきましたが、それ以外に当てはまるケースも多々あります。

次のページの一覧表にまとめましたが、大きく**①蓄尿症状**、**②排尿症状**、**③排尿後症状**の3つに分類されます。

自分がどのケースに当てはまるか知っておくと、的確な対策がしやすくなります。

	昼も夜もトイレの回数が多い。加齢で膀胱が小さくなり、1回の排尿量が減るため	骨盤底筋トレーニング、膀胱トレーニング、生活習慣の改善が有効
	昼だけトイレの回数が多い。ストレスや緊張など心因性や、水の飲みすぎによる	生活習慣の改善など
	寝ている間に1回以上、トイレに行くこと。夜の尿量が多い=夜間多尿の状態	生活習慣の改善や、夕方の散歩などで下半身にたまった水分を排出するのが有効
	尿意が急に起こり我慢ができずに、もらすこと。過活動膀胱の人の7割に現れる	骨盤底筋トレーニング、膀胱トレーニング、生活習慣の改善が有効
	咳やくしゃみなど、お腹に力が入ったときにもれる。骨盤底筋の緩みが主な原因	骨盤底筋トレーニングが有効。肥満の場合は減量が有効
	切迫性尿失禁と、腹圧性尿失禁の両方がある場合。女性の3割はこのタイプ	骨盤底筋トレーニングと膀胱トレーニングが有効
	尿意がないのにもれる、または尿意はあるのにうまく出ない状態。主な原因は前立腺肥大症	治療の選択肢は、前立腺肥大症に対する薬物療法や手術など
	認知症や、脳卒中後の麻痺でトイレに行けず、もれてしまう状態	トイレで排尿できない場合は、おむつや集尿器を使用する
	尿がなかなか出ない、なかなか終わらない症状。前立腺肥大症の男性に多い	治療の選択肢は、前立腺肥大症に対する薬物療法や手術など
	尿の最後の〝切れが悪い〟こと。前立腺肥大症の男性に多い	
	排尿のスピードが落ちて、勢いがない。前立腺肥大症の男性に多いが、高齢女性にも起こる	
	いきまないと排尿できないこと。前立腺肥大症か、膀胱の収縮が悪くなると起こる	
	尿が残っている感じがすること。前立腺肥大症や骨盤臓器脱、膀胱炎などの可能性もある	それぞれの病気に応じて、薬物療法や手術などが必要
	排尿後の〝ちょいもれ〟で、男性に多い。尿道の曲がった部分に残った尿が後から出てくる	尿道に残った尿を指でしごいて出す（ミルキング）で対処

尿トラブル一覧表

①蓄尿症状 (160ページ~)	頻尿	昼夜頻尿
		昼間頻尿
		夜間頻尿
	尿意切迫感	切迫性尿失禁
	尿失禁	腹圧性尿失禁
		混合性尿失禁
		溢流性尿失禁
		機能性尿失禁
②排尿症状 (166ページ~)	排尿遅延	
	排尿終末滴下	
	尿勢低下	
	腹圧排尿	
③排尿後症状 (169ページ~)	残尿感	
	排尿後尿滴下	

①膀胱に尿をためておけない「蓄尿症状」

尿が膀胱にたまっているときに起きるトラブルは、「蓄尿症状」と呼ばれます。頻尿、尿意切迫感、尿失禁などは、蓄尿症状です。

……頻繁にトイレに行きたくなる「頻尿」

年をとれば、たいていトイレの回数が増えます。それは膀胱が小さくなって、膀胱の中にためられる尿の量が減るからです。膀胱の容量が減れば、当然、1回の排尿量も減ります。昼も夜もトイレが近くなるので、これを**「昼夜頻尿」**と呼びます。

〝昼だけ〟頻尿という人もいます(**「昼間頻尿」**)。プレッシャーや不安が頻尿を引き起こす、心因性のことが多いですが、水分のとりすぎが原因のこともあります。

頻繁にトイレに行くのが〝夜だけ〟なら、**「夜間頻尿」**です。

病的で激しい尿意「尿意切迫感」

「いきなりしたくなって、もう我慢できない感覚」を尿意切迫感といいます。我慢していて、だんだん強くなる尿意とは違います。**急に起こる、とても強い尿意**です。

この尿意切迫感は突然起こるので、予測できません。そして、ほんの少しも我慢できず、すべてを投げ出してトイレに行かなければならなくなります。それでも間に合わず、もらしてしまうこともあります。そのため尿意切迫感があると、「恐怖心」さえ抱く人もいるのです。

いわゆる〝尿もれ〟「尿失禁」

本来なら、膀胱がふくらんできても、尿道括約筋を締めて尿意をこらえることができます。ところが尿道括約筋の締まりが悪くなると、チョロッと尿が尿道に入りかけてしまうことがあります。なお、尿失禁には、いくつか種類があります。

切迫性尿失禁

先ほどお話しした「尿意切迫感」があって、トイレが間に合わないためにもらしてしまうことを**「切迫性尿失禁」**といいます。過活動膀胱になっている人の7割は、切迫性尿失禁を経験しています。

切迫性尿失禁は、もれる量が多いのが特徴です。特に女性の切迫性尿失禁は、勢いよくジャーッと出る人が多いのですが、少し出て、止められることもあります。

切迫性尿失禁でも、**尿道が閉塞する病気の人、前立腺肥大症のために残尿がある人**は、少しだけもれることもあります。

腹圧性尿失禁

「腹圧性尿失禁」は、お腹に力が入ったときにもれる症状です。154ページで詳しく説明しています。

混合性尿失禁

切迫性尿失禁と、腹圧性尿失禁の両方があれば、**「混合性尿失禁」**とされます。女性の尿もれは、腹圧性尿失禁が5割、切迫性尿失禁が2割、両方ともある人が3割です。

溢流性《いつりゅうせい》尿失禁

尿を出したいのにうまく出ず、それなのに少しずつもれてしまうのが**「溢流性尿失禁」**です。「尿意がないのにもれる」「尿意はあるのに出せず、チョロチョロもれる」などが主な症状で、人数は少ないのですが重い病気です。おねしょをしていることもあります。

原因で多いのは、**①前立腺の肥大、②年を重ねたことによる脊柱管狭窄症、③重症の糖尿病、**などです。骨盤の手術をした人や、二分脊椎症の子どもなども溢流性尿失禁になることがあります。

なお、「溢流性尿失禁」の人には重度な排尿障害があります。

機能性尿失禁

「機能性尿失禁」は、認知症や脳卒中後の麻痺などによって自分でトイレに行けない人で、尿もれが起きてしまう病気です。要介護者や高齢者で最もよく見られます。

尿をためられない原因

尿をためられないことで起こる**「頻尿」と「尿もれ」は表裏一体**です。尿もれが嫌で、もれないうちにトイレに行っていると、頻尿になるというわけです。いずれにしても、膀胱にしっかり尿をためておけなくなっている＝「蓄尿力」が弱くなっている「蓄尿症状」です。

蓄尿症状の原因は「少ない量でも尿意を感じてしまうこと」です。なぜそうなるかというと、「膀胱が小さい」とか「間質性膀胱炎がある」などのケースもありますが、主な原因は次の2つです。

原因① 「過活動膀胱」になっている

健康な膀胱なら150〜200㎖ぐらいで尿意を感じ始め、300〜400㎖ぐらいで最大尿意に達します。ところが「過活動膀胱」という状態になってしまうと、少しの尿でも膀胱が収縮し始めて、抑制ができず、排尿に至ってしまいます。

国際的には「尿意切迫感があって頻尿」だと、過活動膀胱だと定義されています。切迫性尿失禁は、ある場合とない場合があります。

尿意切迫感が週に1回以上、日中に排尿が8回以上あれば、過活動膀胱が疑われます。

過活動膀胱になる原因は、主に加齢です。加齢によって膀胱がしなやかさを失って小さくなり、尿道括約筋や骨盤底筋が弱くなります。

また、年をとると膀胱で血流障害が起こり、尿が少したまっただけでも勝手に収縮してしまいます。さらに自律神経の乱れ、脳梗塞や脳出血の後遺症の神経障害で起こることもあります。

原因② 男性なら前立腺肥大も

前立腺肥大症の患者さんの約半数が、過活動膀胱を合併していますｌ。残尿が多いための頻尿もあります。

年齢とともに大きくなる男性の前立腺は、膀胱の出口を塞いでいるようなものです。出口が塞がれていると、それに負けないように膀胱が一生懸命に収縮しようとします。その結果、膀胱の壁が厚くなり、血流障害も起こります。

② 尿が出にくい「排尿症状」

尿が出にくい症状を「排尿症状」といい、これにもいくつかの種類があります。

排尿遅延

尿が出始めるまでに時間がかかって、なかなか出ないのが**「排尿遅延」**です。出終わらずに、排尿にかかる時間が長くなる症状も含みます。

排尿終末滴下

排尿が終わった後もタラタラと尿がしたたり落ち、〝切れが悪い〟症状を**「排尿終末滴下」**と呼びます。排尿が終わっても、なかなか便器から離れられません。

尿勢低下

排尿のスピードが落ちて勢いがないことを**「尿勢低下」**といいます。尿勢低下は中高年から増え始め、80〜90代になると、女性を含めてかなりの人に起こります。男性の場合は尿が放物線を描かなくなり、足元を汚してしまうことがあります。

腹圧排尿

いきまないと、尿を出せなくなることがあります。腹圧をかければ出せるので**「腹圧排尿」**と呼びます。

原因は前立腺が大きくなりすぎて尿道の閉塞が強いか、「低活動膀胱」といって尿を押し出す力が弱いかのどちらかです。
腹圧排尿になった人は、膀胱にたまった残尿が増えて頻尿になることが多くなります。

排尿症状の原因は2つ

「尿が出にくい」「勢いがない」「いきまないと排尿できない」などの**排尿症状は、どれか1つだけ現れることは珍しく、複数が同時に起こるものです。**

排尿症状の原因をまとめると、次の2つになります。

原因① 膀胱の排尿筋が伸びきって、収縮力が弱くなった

子宮や腸の手術で膀胱の神経が傷ついたり、糖尿病が進行して末梢神経が麻痺したりしても、これは起こります。

原因② 膀胱の出口や尿道が塞がれた

膀胱結石、尿道結石などから起こり、男性は前立腺肥大症、女性は重度の骨盤臓器脱（138ページ）でも起こります。

③出した後に起きる「排尿後症状」

尿を出し切ったつもりで、男性ならファスナーを上げてから、女性なら下着を履いてから、「あれ……？」と慌てることがあります。

それが排尿後症状で、残尿感と排尿後尿滴下の2種類があります。

残尿感

「まだ尿が残っているような気がする」のが残尿感です。

実際に尿が残っているかどうかに関係なく「残っている感じがする」のであれば「残尿感」と呼ぶのです。

代表的な原因は、前立腺肥大症や骨盤臓器脱ですが、**「間質性膀胱炎」「慢性前立腺**

炎」「尿道憩室《にょうどうけいしつ》」「膀胱炎」などの病気である可能性もあります。

排尿後尿滴下

排尿後、少したってジワッと尿もれする「排尿後尿滴下」は、男性に多い症状です。男性の尿道は約17～18㎝あり、しかも曲がっているところ（球部尿道）に尿が残りやすく、その残尿がチョロチョロもれ出るのが原因です。40歳を過ぎると多く見られます。

尿道括約筋よりも上にある尿が出てくるのは「尿失禁」ですが、尿道括約筋よりも下にたまっていた尿が後から出てくるのは排尿後尿滴下です。いわゆる〝ちょいもれ〟と呼ばれるものです。

原因は「**球海綿体筋**《きゅうかいめんたいきん》（骨盤底筋の1つ）」が衰えたこと、前立腺肥大症によって尿の勢いが落ちて尿道に尿が残りやすくなったことなどです。

「球部尿道」に尿が残りやすい

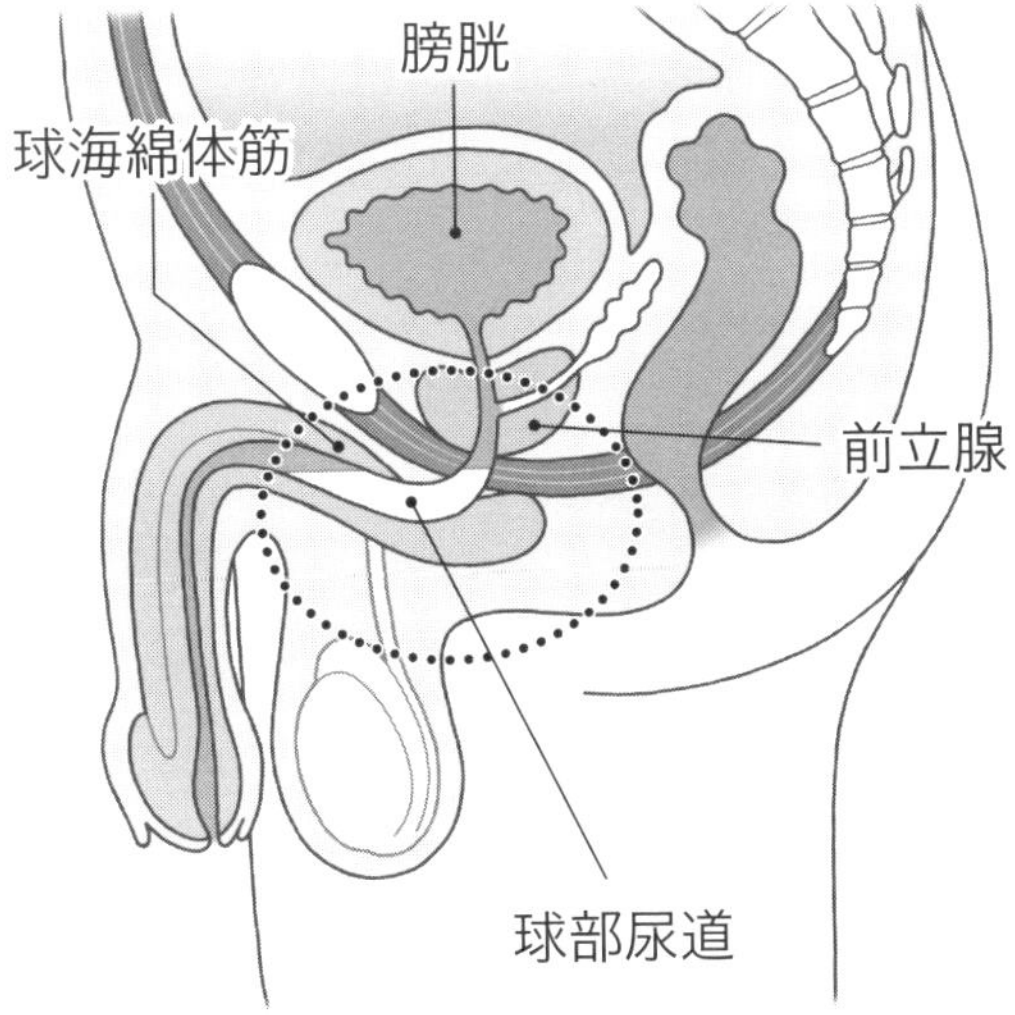

陰茎の向きも原因になります。

ぴっちりとしたズボンを履くと陰茎の向きが不自然になり、球部尿道に尿がたまりやすくなります。

排尿後尿滴下は、主に男性に起こる症状です。

もしも女性に排尿後尿滴下があったら、それは**「尿道憩室」**という病気かもしれません。

5章

おまかせメニューはない！「病院に行くタイミング」

セルフケアで変化を感じられないときの2つの可能性

この章でお話しするのは、2章と3章でご紹介したセルフケアで、変化を感じられない場合の対処法です。

まずは、2～3か月試していただきたいのですが、効果を得られない場合には、以下の可能性が考えられます。

可能性①　骨盤底筋をうまく動かせていないのかもしれない

もしかすると、骨盤底筋トレーニングのやり方が間違っているのかもしれません。

63ページからのやり方を、もう一度よく、確認してみてください。

それでも効果を感じられないときは、泌尿器科の受診をおすすめします。

あるいは、自費診療にはなりますが、プロの指導を受けてやり方を学ぶ方法もあります。泌尿器科だけでなく、「骨盤底リハビリ外来」や、女性なら「婦人科」でも指導を受けられます。

膣圧計や肛門の筋電図を見せながら、丁寧に説明してくれるでしょう。看護師が肛門や膣に指を添えて確認してくれることもあります。

可能性② 別の病気が隠れているのかもしれない

もし、以下のような症状があるなら、直ちに泌尿器科を受診してください。

・排尿時に痛みがある

- **残尿感がある**
- **排尿時に不快感が強い**
- **年齢が若くて症状が強い**

このような場合は、病気のサインです。

10人のうち7人は、セルフケアで尿トラブルがよくなります。でも、セルフケアでは治らない人が、少数ですがいることも事実です。その場合は、医療機関を受診するのが問題解決の早道になります。

というのも、頻尿や尿もれが深刻な病気の症状である場合があるからです。

泌尿器科の深刻な病気

女性の溢流性尿失禁（163ページ）はまれです。もし、説明を読んで「当てはまるかもしれない」と思うなら、それは**「骨盤臓器脱」**かもしれません。

また、**45歳以上の更年期の女性**で、排尿障害、頻尿、尿失禁、くり返す膀胱炎があれば、**「閉経関連尿路性器症候群（GSM）」**の可能性もあります。

GSMは、女性ホルモンの分泌が少なくなることで、尿トラブルのほかにも、陰部の不快症状や性交痛などが起こります。

頻尿があって、排尿時に痛みがあれば**「急性膀胱炎」「細菌性膀胱炎」「尿路結石」**が疑われます。

尿に少しでも血が混じっていれば**「膀胱がん」「前立腺がん」「腎不全」**ということもあり得ます。

尿がたまっていくときに膀胱痛や違和感があれば**「間質性膀胱炎」**かもしれません。

以上のような症状がある場合は、泌尿器科を受診してください。

泌尿器以外の病気

泌尿器以外の病気が、尿トラブルにつながっていることも少なくありません。一例を挙げましょう。

二分脊椎症《にぶんせきついしょう》

脊髄が背骨で覆われない状態になった病気です。膀胱の近くにある神経が癒着すると、脊髄が伸びずに神経が引っ張られて、排尿障害が起きます。

- **おねしょが治らない子ども**
- **頻尿の子ども**
- **背が伸びた思春期に、突然排尿障害が出た子ども**

こんな場合は、二分脊椎症の可能性があります。

また、二分脊椎症でありながら、軽症なため大人になるまで見逃されてきた人もいます。

この場合は、脳神経外科、整形外科、泌尿器科などが連携して治療に当たります。

認知症

尿失禁の一種に「機能性尿疾禁」があります。ここでの「機能」とは、高次脳機能と運動機能のこと。認知症や、脳卒中後でトイレに行けない場合に尿もれが起きてしまう病気で、要介護の方や高齢者に最もよく見られます。

その他の病気

症状が夜間頻尿だけで、セルフケアで治らない場合には、泌尿器科を受診してみてください。**睡眠障害**など、隠れた原因がわかるかもしれません。

ほかにも、**パーキンソン病、重い糖尿病、脊柱管狭窄症、脳卒中の**

経験者、子宮がんや直腸がんで手術した人は、そのせいで尿トラブルが起きている可能性があります。

いずれにしろ、まずは泌尿器科で相談してみてください。

依然として低い泌尿器科の受診率

私たち、泌尿器科医が抱える問題の1つに「受診する人が少ない」ことが挙げられます。

私がこの本を書いたのも、**1つには「セルフケアの正しいやり方を伝える」ことがありますが、もう1つ、「医療が必要な人の受診率を上げる」という目的があります。**

２０２３年、20年ぶりに日本排尿機能学会が下部尿路症状に関する大規模な調査を行ったところ、20年間で泌尿器科の受診率がまったく上がっていないことが判明しました。その割合は、女性で２・５％、男性で７・２％、全体で４・９％です。

尿トラブルについてテレビ番組でもよく取り上げられることからもわかるように、皆さん、関心が高く、お困りです。ところが、実際に医師に相談している人の率は20年前と変わらないのです。

特に受診率が低いのは女性です。

過活動膀胱の人は約１０００万人もいると思われるのに、医療機関に行くのは、そのうちのわずか16％。男性の受診率が20・３％なのに対し、女性はわずか９・９％、約１割しかいません。

先の大規模調査によると、尿もれに抱くイメージは「誰にでも起こり得る」と答えた女性が６割以上もいた一方で、「恥ずかしい」「人に言えない」と思っている女性がそれぞれ約3割にのぼります。

「泌尿器科に行くと、尿道に管を入れられる検査がある」と思っているとしたら、それは違います。**管を入れるような検査は、深刻な病気が発覚して、手術することになったときにするぐらいです。**

過活動膀胱で医療機関を受診する人の割合

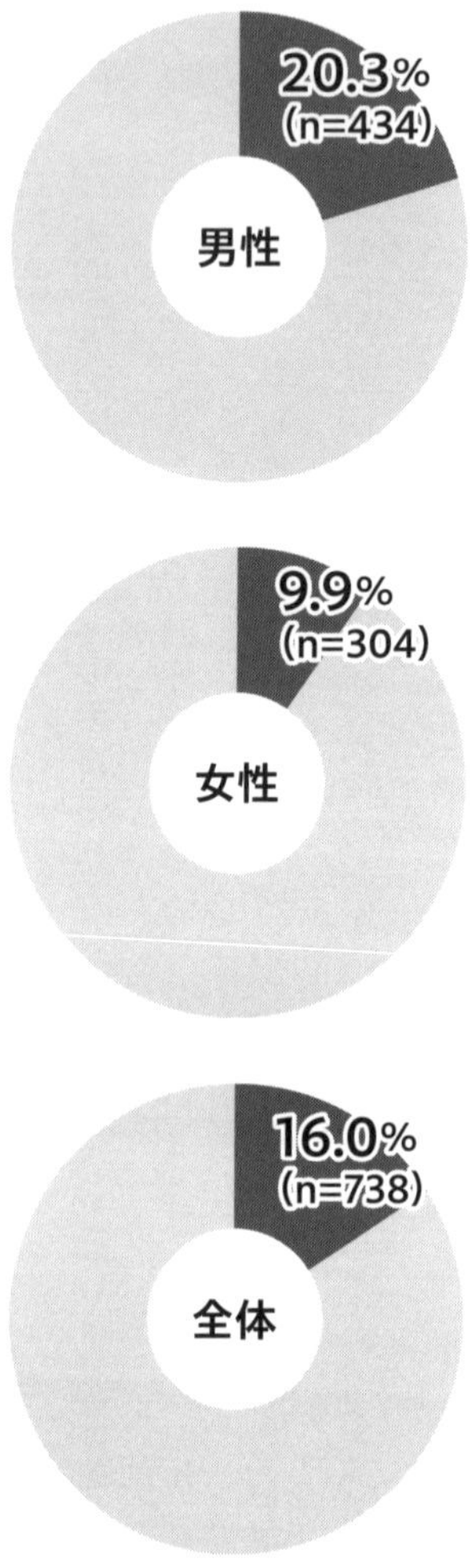

※Mitsui, et al Int J Urol, 2024を編集

受診前の準備

「おくすり手帳」を持っている人は、持参してください。**服用している薬が原因で尿トラブルが起こっているケースがあるからです。**

「排尿日誌」（185ページ）をつけておけば完璧です。

また、診察では尿を採る「採尿検査」があるので、受診の直前に尿を出し切らないようにしてください。

ちなみに、初めての受診で下着を脱ぐことはまれですが、念のために脱ぎ着しやすい服装で行くほうがいいでしょう。

泌尿器科の診察

病院に行くと、「質問票」や「問診票」などへの記入を求められます。診察は問診から始まります。現在の症状のほか、病歴、治療歴、出産歴などを聞かれます。これは、泌尿器科に限ったことではありませんね。

問診後に採尿をします。**潜血、尿タンパクや尿糖の有無**などを調べます。

もう少し検査が必要だと判断されれば、血液検査、腹部超音波（エコー）検査、CT検査、残尿測定、尿流検査なども行われることがあります。

さらに詳しい検査が必要になれば、診察台に上がって視診と指で、女性なら腟内を、男性なら直腸から前立腺を確認する内診（台上診）がなされることもありますが、**初診から陰部を診ることはほとんどありません。また、痛い検査もありません。**

尿の状態を客観的に判断できる「排尿日誌」

自分で尿の状態を客観的に知るために役立つ**「排尿日誌」**というものがあります。セルフケアの効果が出ているかの確認ができますし、病院に行くべきかの判断もしやすくなります。

排尿日誌に書き込む事柄

基本的に3日分、「トイレに行った時刻と、各回の尿量」「1日の尿量の合計」「1日の水分の摂取量」以下の項目を書き込みます。

3日間は連続していなくてかまいません。仕事がある日や、特別な外出予定がある日よりも、家にいて、トイレに行くたびに測れる日にするほうがやりやすいでしょう。

この場合の「1日分」は、正確には「朝起きて2回目の尿から、翌朝起きて一番の尿まで」を指します（朝一番の尿は前日にとった水分で作られているためです）。

ややこしければ「朝起きてから、翌朝起きる前まで」でかまいません。

トイレに行った時刻と、各回の尿量

健康的な尿は平均的に、**1回の量が約200〜400㎖、1日の回数は5〜7回**です。なかなか測る機会はないと思いますが、今の自分の状態がよくわかります。

そのためには、量を測る容器が必要です。透明で、50㎖ごとの目盛りがあり、500㎖程度測れる容器がいいでしょう。

料理用の計量カップが便利です。使い古しでもいいですし、100円ショップで新たに購入してもよいかもしれません。

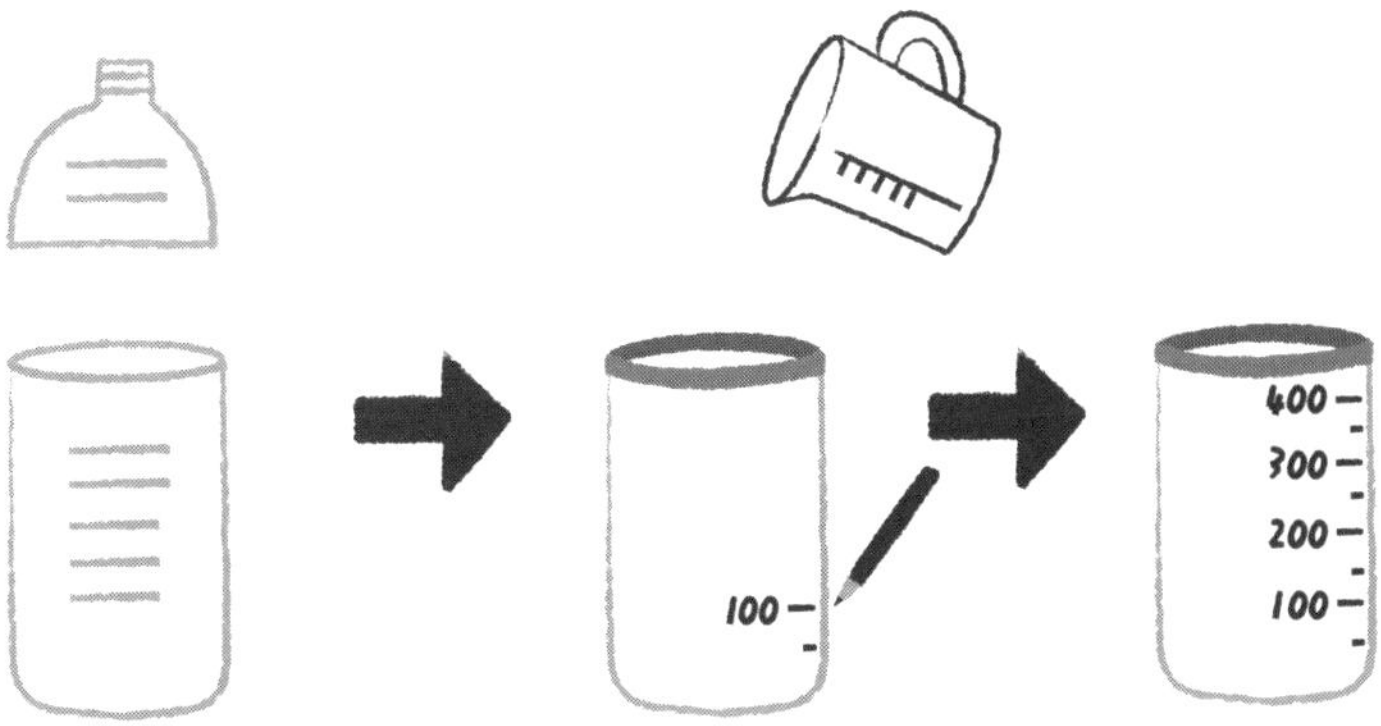

ペットボトルの上部を切り取る

計量カップに50 mℓずつ水を入れて、ペットボトルに注ぐ。注いだ高さをそのつど油性ペンで記す

400mℓ程度まで記入したら出来上がり!

あるいは、ペットボトルの上部を切り取って、油性ペンで目盛りを付ければ代用できます。

やり方はまず、計量カップに50mℓの水を入れ、それをペットボトルに注ぎます。

水の高さを油性ペンで記します。これをくり返していきます。

1日の尿量の合計

1日に出す尿の総量は、平均で1500㎖ぐらいです。

これは体重によって違います。医師は、**1日の総量が「体重×40㎖」を超えれば、尿が作られすぎている「多尿」だと診断します。**

たとえば体重が60kgの人なら、60×40㎖＝2400㎖以上で「多尿」になります。

1日の水分の摂取量

これは必須ではありませんが、水分をとるごとに、その量を記入してもよいでしょう。

1日に飲食物からとる水分は、体重50kgの人なら2000〜2500㎖が適正です。食べ物に含まれる水分量まで把握するのは、なかなか難しいですが、ひとまず飲み物の量を記録してみるだけでも大きな発見があるでしょう。「それほど水分をとっているつもりはない」と思っていた人でも、なにか飲むたびに記録して、1日分を合計してみると、「こんなにとっていたのか」と驚くかもしれません。

排尿日誌を見て、「1回の排尿量が少なくて排尿回数が多い」とか、「昼間は普通だけれど、夜の回数が多い」などがわかるでしょう。そこから、どんなトレーニングをすればいいのか、どう生活を改善すればいいのかが見えてきます。

セルフケアをしてみて、その効果を知るために、ときどき記入するのもいいでしょう。

	時刻	排尿（したら○）	尿量（mℓ）	もれ（あれば○）	水分（mℓ）	メモ
記入例	15時30分	○	180mℓ	○	お茶 200mℓ	くしゃみでもれた
11	時　分					
12	時　分					
13	時　分					
14	時　分					
15	時　分					
16	時　分					
17	時　分					
18	時　分					
19	時　分					
20	時　分					
21	時　分					
22	時　分					
23	時　分					
24	時　分					
25	時　分					
	計	（回）	（mℓ）	（回）	（mℓ）	

排尿日誌

コピーして使うのもおすすめです。

月　　　日（　　　曜日）

起床時間：午前・午後　　　時　　　分

就寝時間：午前・午後　　　時　　　分

時から翌日の　　　時までの分

メモにはその日の体調や気づいたことなどを記入

	時刻	排尿（したら○）	尿量（mℓ）	もれ（あれば○）	水分（mℓ）	メモ
記入例	15時30分	○	180mℓ	○	お茶 200mℓ	くしゃみでもれた
1	時　分					
2	時　分					
3	時　分					
4	時　分					
5	時　分					
6	時　分					
7	時　分					
8	時　分					
9	時　分					
10	時　分					

薬や手術による治療が必要なとき

薬が有効な場合①　前立腺肥大症

・尿の勢いがない（尿勢低下）
・頻尿
・ちょいもれ（排尿後尿滴下）

男性で、こんな症状がある人は、**前立腺肥大症**が原因かもしれません。その場合には、まず前立腺肥大症の治療が行われます。いろいろな薬があり、薬で前立腺肥大症が改善すると、尿トラブルも改善することがほとんどです。

薬が有効な場合② 過活動膀胱

実際はセルフケアで治る範囲だったのに、それが不十分だったというケースがあるかもしれません。**過活動膀胱であれば、まずはやはりセルフケアです。**トレーニングと生活改善をしっかりすることを指導され、そのうえで、薬などでの治療が始まります。

過活動膀胱などの尿トラブルに使うのは、次のような治療薬です。

β《ベータ》3作動薬

β3作動薬は膀胱の交感神経に働きかけ、膀胱を緩めて、尿をためる機能を回復させます。

β3作動薬には、抗コリン薬と違って口の中が渇くという副作用はありません。ただし、ごくまれに頻脈（脈が速くなる）が起こることがあります。

抗コリン薬

膀胱の副交感神経の働きを弱め、膀胱を収縮させる物質をブロックすることで、膀胱が過剰に収縮するのを抑えます。頻尿、尿失禁、過活動膀胱の人の7割ぐらいは、これで改善するとされています。

ただし、**口が渇く、便秘になりやすいなどの副作用があります。また、認知機能が下がった高齢者は、認知機能の低下が加速する恐れがあります。**

抗コリン薬には種類がいくつかありますが、飲み薬と貼り薬があります。

ちなみに、風邪や花粉症などの薬をはじめとする多くの薬に、抗コリン作用のある成分がかなり入っています。ですから、薬を飲むことで尿が出にくくなることが多いのです（逆に、尿意をもよおす薬はありません）。

……手術という選択肢が有効な場合

セルフケアや薬で治らない重症の尿トラブルでは、手術が有効な場合があります。**前立腺肥大症、腹圧性尿失禁、骨盤臓器脱**がその一例です。

前立腺肥大症の手術には、特殊なレーザーで肥大した前立腺を切除または蒸散させるというものがあります。

全身麻酔ですが、メスは使わないので基本的に体への負担はあまり大きくありません。手術後は、前立腺による尿道への圧迫がなくなるので、尿の出にくさは改善されますが、まれに一時的に尿もれをする人もいます。

腹圧性尿失禁では、尿道の下に治療用のテープを通して尿道を固定する「尿道スリング手術」が行われます。腹圧がかかったとき、尿道が開いてしまい、尿がもれることをこのテープがあることで防げます。

骨盤臓器脱で頻尿や排尿障害がある人には、薄いメッシュを腟壁と膀胱の間に入れて仙骨に固定する「仙骨腟固定術」があります。メッシュが、緩んだ骨盤底筋の代わりになります。

また、難治性の過活動膀胱には、「ボトックス注入療法」（ボツリヌス菌毒素注入療法）があります。膀胱鏡を用いて膀胱の筋肉にボトックス（顔のしわ取りなどに使われるので、ご存じの人も多いでしょう）を注入する方法です。

ボトックスには、筋肉を麻痺させる作用があり、膀胱の過剰な収縮を抑えます。

どんな治療にも「おまかせメニュー」はない

医療機関で治療をする場合、病気が治るかどうかは、医師と患者さんの二人三脚にかかっています。

泌尿器のトラブルはデリケートです。

医師はあなたの訴えにちゃんと耳を傾け、困り事を理解しようと務めます。あなたの悩みを把握してくれる医師に出会うことができれば、尿トラブルはきっとよくなります。

医師は「治療計画」を一人ひとりに立てるものです。

私の場合、計画を立てるにあたっては、患者であるあなたに「この治療はこういう内容で、こういう効果が見込めるが、デメリットとしては○○○ということがあって、こちらの治療なら○○○がある。どうしますか?」と、丁寧な説明や十分な話し合いもするように心がけています。

そして、それをもとに考えて、判断するのはあなたです。

「先生に、一番いい方法を選んでもらいたい。おまかせしたい」と思われる人もいるかもしれませんが、治療には「おすすめメニュー」も「おまかせメニュー」も存在しないのです(レストランなら、おすすめもよいのですが……)。

ベストな治療は、その人の価値観や生活によっても変わるからです。

すべての人に対する「おまかせニュー」は存在しないのです。

特に痛みを伴うなど、患者であるあなたに負担を強いる治療が始まるときには、**医師にまかせっきりにするのではなく、ぜひご自分で判断してみてください。**

そのために、ぜひ医師から丁寧な説明を聞き、十分な話し合いをすることです。

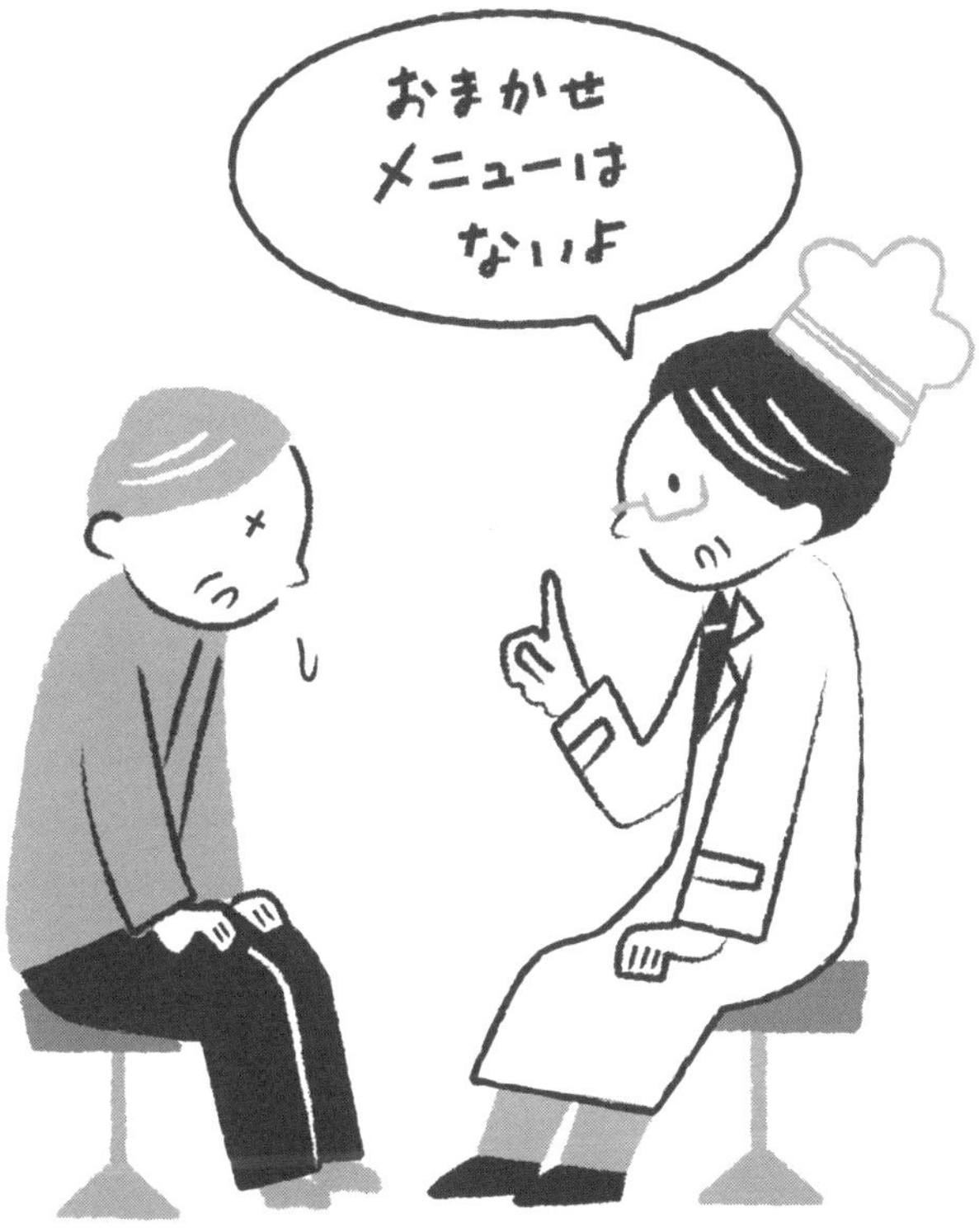

医師まかせにせず、自分でも考えて判断するのが大事

コラム

おしっこを我慢すると膀胱炎になる？

「おしっこを我慢すると膀胱炎になる」とよく言われますが、それは**本当**です。尿道を通って外から細菌が侵入した場合、尿でその菌が流されていかないと、膀胱内で繁殖して、炎症が起こってしまうのです。

原因は性生活が最多

ただし、「おしっこを我慢すると、必ず膀胱炎になる」のかというと、そうではありません。なぜなら、いくら尿がたまっても、膀胱の中に菌が入らなければ、膀胱炎にはならないからです。**本来、尿は無菌で、とてもきれいなものです**（ここが便と違うところです！）。菌が体の外から尿道を通って膀胱まで上がってくるから、膀胱炎になるのです。

実は若い女性の膀胱炎は性生活、つまりセックスのときに菌が入ることが原因というケースが多いのです。月経中に感染したり、排便のときの拭き方が悪くて感染したりすることも多く、さまざまな要因が複合的に絡まって膀胱炎は起こります。

膀胱炎になりやすい人はトイレの回数を増やす

複合的な要因があって膀胱炎は起こるのですが、それでも膀胱炎になりやすいのは、**トイレの回数が少ない人**です。昼間に1回、1日に合計3回しか行かない、などという人が、やはりかかりやすいのです。

膀胱炎になれば、頻尿になったりもれやすくなったりもします。

そういう場合には、膀胱トレーニングはせずに、泌尿器科を受診してください。

なお、トイレを我慢して膀胱がパンパンになると、血流障害も起こります。また、膀胱いっぱいにたまった尿が腎臓に逆流することもあります。これを**「膀胱尿管逆流」**と呼ぶのですが、そうなると腎臓や尿管に炎症が起こる「上部尿路感染」もあり得ます。

やはり尿はためすぎないほうがいいのです。

おわりに

僕が泌尿器科医になったのは、今から40年近く前のことです。アメリカのテレビドラマ『ベン・ケーシー』に憧れて医師を志したので、はじめは脳神経外科にいましたが、2年でやめて泌尿器科に来たのです。

その頃の泌尿器科という領域は「なぜか恥ずかしい病気」だと思われていました。尿もれについて解説するテレビ番組に出演しても、「食事どきの番組なので、おしっことか、尿がもれるとか、失禁という言葉は使わないでください。『トイレが近い』ぐらいの表現にしてください」と言われたものです。

また、大学のクラス会で「お前、泌尿器科に行ってなにやってるの？」と聞かれ、「尿失禁とか」と答えたところ、みんなが笑ったこともありました。当時は、医師の間でも、尿のトラブルは研究対象だとは思われていなかったのです。

けれども、あれからずいぶんたちました。「尿もれ」などという言葉も市民権を得てきたと思います。そして、研究も進みました。

その間、縁あって天皇陛下（現上皇陛下）の前立腺がんの手術にも参加させていただきました。

僕は人とのつながりが好きなので、患者さんとのコミュニケーションが大事な泌尿器科が大好きです。僕の信条は、患者さんが診察室に入ってきたら、まずは顔を見る。そして、最低1回は笑ってもらうこと。

その一環として、僕がやっているのは「Aさんは、日本酒のこの銘柄が好き」とか、「Bさんは、数か月前に初孫ができた」など、一見して治療とは関係がない患者さんの情報をカルテに書くことです。

僕もそうですが、相手が自分のことを気にかけてくれるのは、うれしいものです。自然と顔もほころびます。こんな感じなので、大学病院というよりは、街のクリニックのような感じかもしれません。

僕に診てほしいと、全国から患者さんがいらしてくださるのは、うれしいことです。

もし、泌尿器科の受診が必要なときは、どうか恥ずかしがらないでください。泌尿器というのは、「尿を分泌する器官」なのです。「分泌」の「泌」であって、「秘する」の「秘」ではありません。

とはいえ、泌尿器の話を恥ずかしく思うのも自然なことです。

僕は哲学や宗教に興味があるのですが、旧約聖書にはこんな話が書かれています。

世界で最初の人間アダムは、神様からエデンの園にある「善悪の知識の木」からだけは果実を採って食べてはいけないと言われていました。ところがアダムは、イブと一緒に食べてしまったのです。それまで二人は裸でしたが、それを恥ずかしいとは思っていませんでした。けれどもその果実を食べ、自分たちが裸であることを知ったアダムとイブは、イチジクの葉をつづり合わせて腰の覆いを作ったのです。

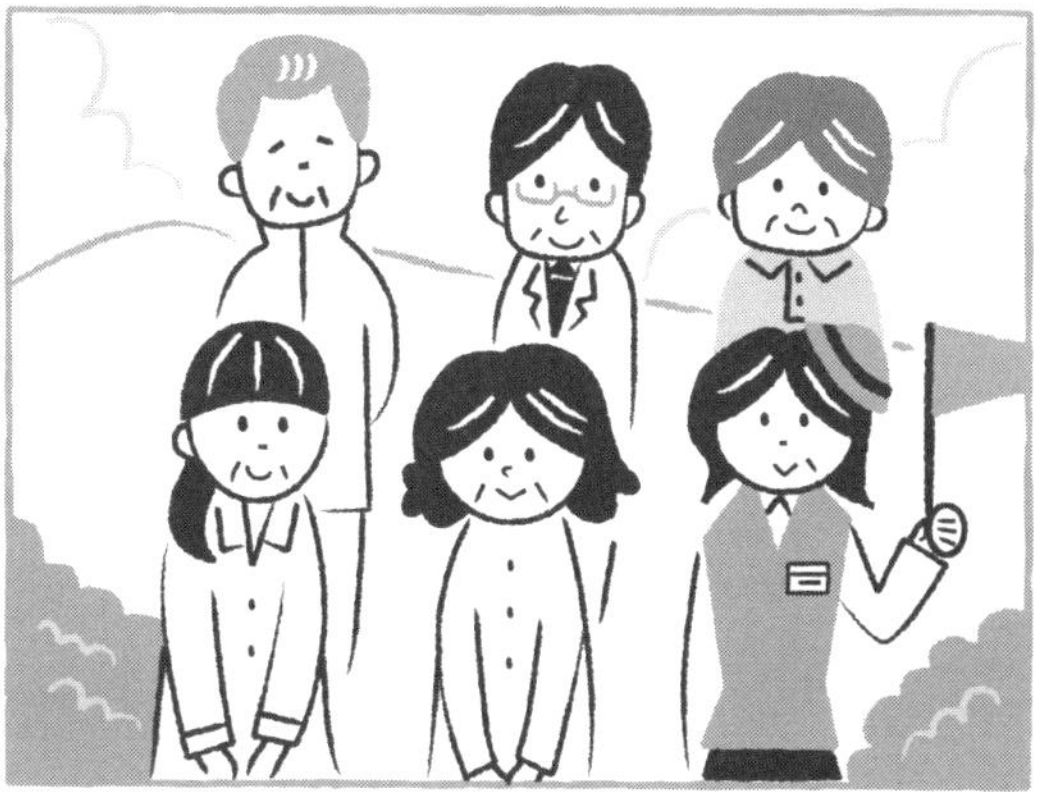

そのときから人類に、泌尿器にまつわることを「恥ずかしい」と思う気持ちが芽生えたのかもしれません。

ですから、あなたが恥ずかしいと思っていたとしたら、それも自然なことです。ですが、尿の悩みは誰にでもあること。必要以上に恥ずかしがることはありません。

でも、それを「快適じゃない」「困る」「嫌だ」と思うのなら、ぜひ適切なセルフケアで治して、快適に長生きしたらいいではありませんか。

本書が、その一助になれば幸いです。

髙橋 悟

髙橋 悟

日本大学医学部泌尿器科学系泌尿器科学分野主任教授

1985年、群馬大学医学部卒業。米国メイヨークリニック・フェロー、東京大学医学部泌尿器科助教授、日本大学医学部附属板橋病院病院長などを経て現職。2003年、天皇陛下（現上皇陛下）が入院された際の担当医師団を務める。日本排尿機能学会理事長、日本老年泌尿器科学会理事長などの要職を務める一方、テレビ出演などを通して、尿トラブルの啓蒙に力を入れている。モットーは「外来はエンターテインメントだ」で、全国から診察希望者が訪れている。

頻尿・尿もれ
自力でできるリセット法

発行日　2024年11月12日　第1刷
発行日　2025年 2月20日　第6刷

著者　髙橋 悟

本書プロジェクトチーム
編集統括　柿内尚文
編集担当　福田麻衣
デザイン　鈴木大輔、江﨑輝海（ソウルデザイン）
編集協力　飯田みか、深谷恵美
カバーイラスト　兒島衣里
イラスト　石山綾子
図版　勝山英幸
DTP　藤田ひかる（ユニオンワークス）
校正　柳元順子

営業統括　丸山敏生
営業推進　増尾友裕、綱脇愛、桐山敦子、相澤いづみ、寺内未来子
販売促進　池田孝一郎、石井耕平、熊切絵理、菊山清佳、山口瑞穂、吉村寿美子、矢橋寛子、遠藤真知子、森田真紀、氏家和佳子
プロモーション　山田美恵

編集　小林英史、栗田亘、村上芳子、大住兼正、菊地貴広、山田吉之、小澤由利子
メディア開発　池田剛、中山景、中村悟志、長野太介、入江翔子、志摩晃司
管理部　早坂裕子、生越こずえ、本間美咲
発行人　坂下毅

発行所　株式会社アスコム

〒105-0003
東京都港区西新橋2-23-1　3東洋海事ビル
TEL：03-5425-6625

印刷・製本　日経印刷株式会社

Printed in Japan ISBN 978-4-7762-1374-1